와이미
성교육

[일러두기]

- 이 도서는 성범죄 피해자에게 상처를 줄 수 있는 '음란물'이란 표현을 지양합니다.
  음란물이 아닌 '성착취물'로 표기함을 미리 알려드립니다.

- 128~146쪽은 초등학교 5학년 이상인 친구들만 읽기를 권장합니다.

와이미 성교육 [초등편] : 내 몸이 궁금해!

© 이시훈, 2024

개정판 1쇄 2024년 11월 20일
지음 이시훈
총괄 이정욱 | **출판팀** 이지선 · 이정아 · 이지수 | **디자인** 조현자
펴낸이 이은영 | **펴낸곳** 빨간콩 | **등록** 2020년 7월 9일(제25100-2020-000042)
주소 서울시 노원구 동일로 242길 87 2F | **전화** 02-933-8050
전자우편 reddot2019@naver.com | **블로그** blog.naver.com/reddot2019
ISBN 979-11-91864-52-6 73510

WHY ME?

와이미 성교육

이시훈 지음

[초등 편]

내 몸이 궁금해!

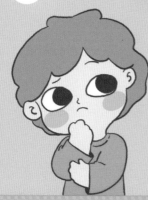

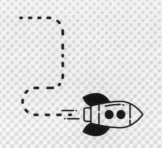

PART.1 내 몸인데 낯설어요!

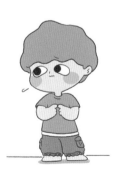

PART.2 이게 사춘기일까요?

 PART.3 SEX? 성? 그게 그거 아닌가요?

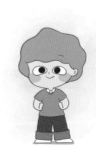

PART. 4 예전처럼 하면 안 되나요?

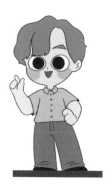

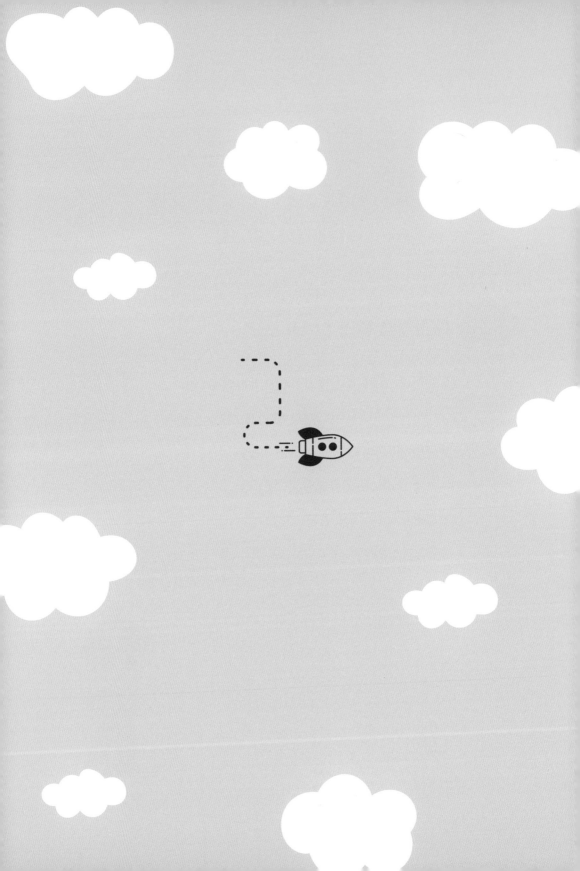

PART.1

내 몸인데 낯설어요!

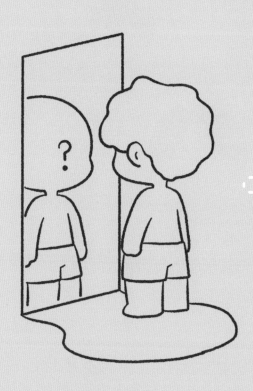

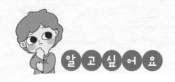 알고싶어요

수염 더럽게 나는 거 뽑아버리고 싶어요!

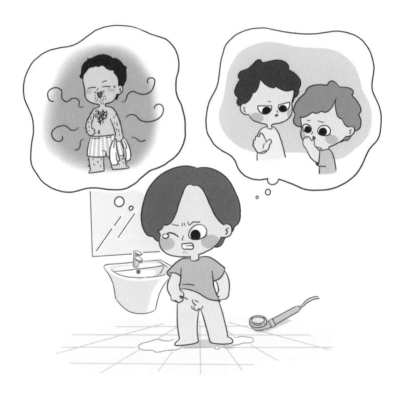

"음모가 3가닥 정도 나서 뽑아버렸어요. 내 몸에 이런 게 나다니…
믿고 싶지 않아요! 저, 이제 아저씨들처럼 징그러워지나요?
부모님이 절 더 이상 사랑하지 않으시면 어쩌죠?"

얼마나 당황스러웠을까요?
이런 변화의 순간을 처음 겪으면
많은 친구가 당황하거나 애써 외면해요.

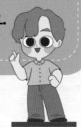

경우에는 따라서 신기하다고 엄마와 아빠에게 말하기도 하지만, 그 동안의 몸과 너무 다르기 때문에 애써 외면하기도 합니다. 심지어 '나의 깨끗한 몸에 이런 더러운 게 나다니… 다 뽑아버려야지!'라고 생각하는 친구도 있어요. 그러지 마세요. 오히려 털 한 가닥이 뽑힌 자리에 2, 3가닥의 털이 날 수도 있고, 털이 빠진 빈자리에 염증이 생겨서 병원에 가는 경우도 있어요. 아무리 뽑는다고 해도 아마존 밀림처럼 털이 많이 날 거예요.

어렸을 때 이가 흔들려서 뽑은 적이 있죠? 그땐 이 뽑는 게 정말 아프고 싫었는데, 제때 안 뽑았으면 지금 어떻게 되었을까요? 이가 너무 약해져서 맛있는 치킨도, 젤리도 못 먹었을 거예요. 자연스럽고 더 나아지는 과정이니까 기쁜 마음으로 받아들입시다!

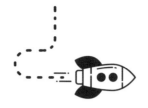

변화? 들어와!

혹시 이런 변화 때문에 부모님이 본인을 덜 사랑한다거나 전처럼 귀엽게 바라보지 않을 것 같아서 고민한다면 걱정하지 말라고 말해주고 싶어요. 부모님은 성장하며 변화하는 여러분을 사랑스러운 눈길로 바라보실 거예요. '내가 버려지지 않을까'라거나 '부모님이 거리를 두지 않을까'와 같은 고민을 한다면 오히려 부모님이 서운해하실 수 있어요. 존재 자체로 소중한 본인을 스스로 낮게 평가하지 않길 바라요.

털이 난다는 건 남성의 정소˙에서 남성 호르몬이 전보다 많이 나오기 시작했다는 증거예요. 남성만의 특성이 뚜렷해지는 중요한 레벨 업의 기회죠. 턱 밑에 수염이 나기도 하고, 성대가 두꺼워지면서 목소리가 낮아지기도 해요. 이것을 '변성기'라고 하죠. 어른들의 두꺼운 목소리를 들어본 적이 있죠? 그 어른이 5살 때도 굵은 목소리를 냈을까요? 5살 외모에 두꺼운 목소리가 나온다고 생각만 해도 정말 어색하네요. 목소리뿐만 아니라 음경과 고환 근처에 털이 나고, 겨드랑이 사이에도 털이 나요. 음경도 전보다 길어지고, 고환의 크기도 커지고요. 겨드랑이나 고환 쪽, 배꼽 혹은 정수리 부근 등에서 전보다

● 정소 : 수컷의 생식세포인 정자를 만드는 기관으로, 포유동물의 경우에는 고환이라고도 한다.
● 아포크린샘 : 피부 속에 존재하는 땀샘의 일종. 샘세포체 일부가 떨어져 지방 등 성분과 결합하여 분비된다. 겨드랑이 부분에 가장 많이 있고, 유두, 외이도, 항문 주위, 비익(콧방울), 하복부 등 피부의 특정 부위에 있다.

땀 냄새가 많이 난다고 느낄 수 있어요. 아포크린샘*이라는 게 점차 커지면서 땀이 많아지는 것이기 때문에 이것 또한 자연스러운 변화예요. 아빠와 같은 어른 남성들의 모습과 닮아가는 것이지요.

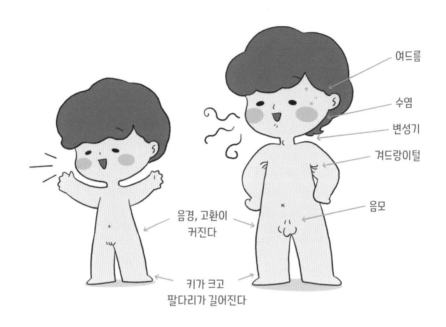

여드름

수염

변성기

겨드랑이털

음모

음경, 고환이
커진다

키가 크고
팔다리가 길어진다

또, 머리 안쪽에는 '뇌하수체'라는 완두콩 모양의 기관이 있는데 여기에서는 성장호르몬이 분비됩니다. 이 호르몬은 우리의 키와 근육을 단단하고 크게 만들어 주지요. 벌써 설레네요! 이런 변화는 누구나 비슷하게 겪어요. 매번 괴로워하며 피하는 것과 받아들이며 기뻐하는 것 중 어떤 걸 선택할래요? 본인이 선택한 대로 살아가게 될 거예요. 괴롭게 살아갈지, 기쁘게 살아갈지… 여러분은 행복한 선택을 할 거라고 믿을게요!

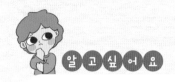
이대로 키가 크지 않고 멈추는 건 아닐까요?

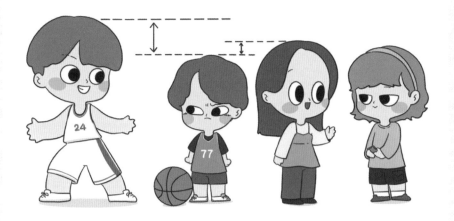

"농구를 하는데 키가 유난히 큰 친구한테 매번 공을 뺏겨요.
친구가 부럽기도 하고 얄밉기도 해요. 엄마는 키가 큰데
아빠는 작아서 더 안 클까 봐 걱정돼요. 여자애들도 저보다 큰데
이대로 성장이 멈추면 어쩌죠? 평균 성장 속도가 궁금해요!"

우리 친구, 많이 괴롭군요. 그럴 수 있어요.
사실 남들과 비교하며 괴로움을 느끼는 건
어른들도 마찬가지예요.

이렇게 한번 생각해 볼래요?

본인과 친구들이 아기 때 첫걸음마를 떼던 순간이 생후 며칠째인지 체크해 보면 다 똑같을까요? 분명히 다 다를 거예요. 사실, 걷기 시작한 날짜가 다 똑같아도 이상하지 않나요? 기계도 아니고 사람인데 말이에요.

핸드폰이나 드론 같은 기계들도 전원이 켜지는 속도나 반응 속도가 미세하게 달라요. 기계도 이렇게 차이가 있는데 사람의 속도가 다른 건 당연한 거예요. 점점 발전해 나가는 방향만 맞는다면 크게 걱정 안 해도 돼요. 우리는 지금 아기 때처럼 기어 다니지 않고 걸어 다니잖아요. 속도는 모두 다르지만, 결국 클 만큼 큰답니다. 키가 평균 수치 안에 들어오면 크게 걱정 안 해도 됩니다.

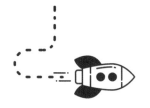

　사실 남성들은 이 '평균'이라는 말에 신경을 많이 써요. 어른들도 평균 연봉, 평균 집 크기, 평균 키 등에 대해서 '평균 이상은 되지!'라는 말을 많이 쓰죠. 우리가 장난 반, 진심 반으로 인싸(인사이더, 핵심인물)와 아싸(아웃사이더, 주변인물)를 표현하는 것도 그런 마음의 표현이라고 생각할 수 있어요. 평균이라는 단어는 정상 범주 안에 들어 있다는 안정감을 주거든요. 하지만 지금 이 시점에서 평균이 안 되는 것 같다고 해서 위축되지 않았으면 좋겠어요.

한 마디로 쫄지 마!

　게임에도 초반에 특히 강력한 '초반 사기 캐릭터'가 있고, 초반에는 약하지만 점점 성장해 나가서 후반부에 승리하는 '후반 성장 캐릭터'가 있잖아요. 스타일이 다를 뿐이에요.

　키 성장에 중요한 역할을 하는 성장판의 골성숙* 속도는 사람마다 다른 데다 유전적인 영향과 영양 상태에 따라 키 크는 시기와 속도*는 달라질 수 있어요. 여성은 평균적으로 만 11.5세부터 급속한 성장이 시작되지만, 어떤 사람은 만 8세에 이미 시작할 수도 있고, 또 어떤 사람은 만 14세까지 늦어질 수도 있답니다. 남성은 여성보다 대략 2년 정도 늦어요. 같은 학년에 키 큰 여자아이들이 많은 이유이기도 해요.

● 골성숙 : 소아의 성장 발달에 수반하여 뼈가 발육되어 가는 과정
● 출처 : 〈대한 소아청소년 과학회 표준성장도표〉 통계

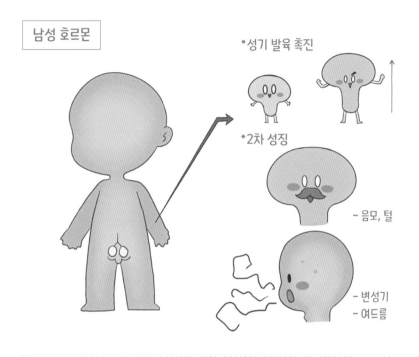

*성기 발육 촉진

*2차 성징

- 음모, 털

- 변성기
- 여드름

여성 호르몬

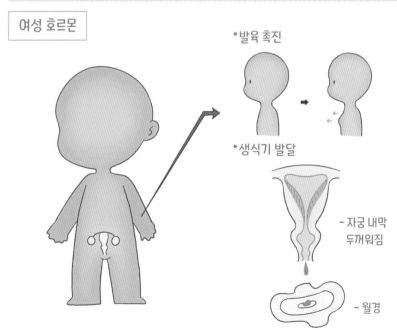

*발육 촉진

*생식기 발달

- 자궁 내막
  두꺼워짐

- 월경

아주 일반적인 현상이니 걱정하지 말아요. 남성은 만 13~14세에 발육급진기가 찾아와 1년에 10cm 정도씩 자라요. 키 성장이 끝날 때까지 33~35cm 정도 자라고, 몸무게는 3~4년간 18kg 정도 늘게 됩니다.

이 발육급진기는 사람마다 차이가 있어요. 우리나라 남성의 경우 평균 18세 정도에 성적 성숙도가 성인 수준에 이른다고 알려졌지만, 22세가 넘어서 계속 키 성장이 이루어지는 경우도 있기 때문에 지금 걱정하는 것은 큰 의미가 없고 성장에 도움이 되지도 않아요.

다만 우리가 할 수 있는 노력에 집중합시다. 성장에 중요한 영양을 위해서 골고루 먹고, 되도록 밤 10시 이전에 잠을 자도록 하세요. 자신의 몸에 대해서 남들이 아무 말이 없더라도 본인 스스로 문제라고 생각하면 그 순간부터 콤플렉스가 돼요. 남들과 조금 달라도 괜찮으니까 마음을 편하게 가지기 바랍니다.

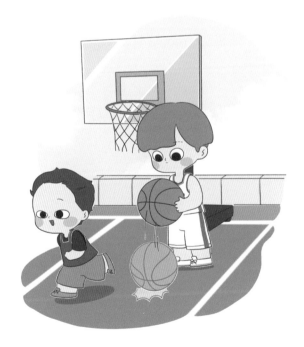

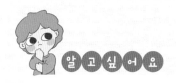

저, 남자인데 가슴이 몽글몽글 튀어나와요!

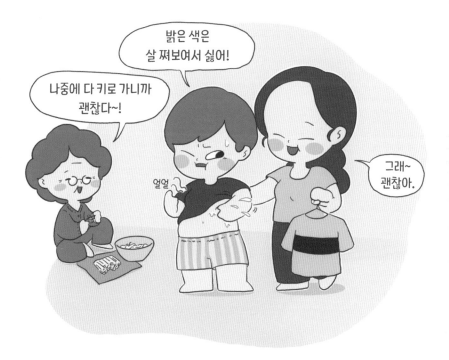

"저는 살이 많이 쪄서 가슴도 커요. 요즘은 가슴 밑에 땀이 차고
아프기까지 해요. 티셔츠를 고를 때 주눅이 들어요···.
할머니랑 엄마는 나중에 다 키로 간다고 하는데,
겨털이 나면 키 크는 게 끝난대요. 살이 키로 안 가면 어쩌죠?"

여름만 되면 괜히 부담스럽고 힘들죠? 맞아요.
남들과 조금 다를 뿐인데 신경 쓰이고 불편해요.
하지만 잘못된 건 하나도 없어요.

다만 불편한 것보다는 편한 게 조금 더 좋죠?

남성의 경우에도 가슴부터 발달하는 경우가 있어요. 체지방˙이 많은 경우도 있고요. 남성호르몬이 분비되면서 여성처럼 가슴의 멍울(몽글몽글 뭔가 잡히고 아픈 느낌)이 잡히는 게 음경과 고환이 커지는 것보다 먼저 진행되어서 고민인 경우도 있어요. 이런 경우는 대부분 자연스럽게 사라지지만, 비만인 상태로 가슴 안의 유선 조직이 점점 더 커지면 여성형 유방증이 될 수 있기 때문에 체중은 어느 정도 빼는 게 좋아요. 게다가 살이 키로 옮겨간다는 건 과학적 근거를 찾기 어려워요. 오히려 지방을 분해하는 데 성장호르몬이 사용되면서 키 성장이나 성징에 손해를 보기도 한다고 해요.

● 체지방 : 몸속에 있는 지방의 양. 딱딱한 근육보다 부드러운 살 부분

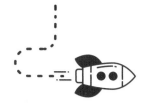

오늘부터 무리하지 않는 선에서 체중을 천천히 줄이도록 해보세요. 누구도 아닌 본인을 위해서요. 그리고 겨드랑이털이 나면 키 성장이 끝이라고 단순하게 말하기 어려워요. 키 성장보다 털부터 먼저 나는 유형(조기 음모 발현)인 사람도 많으니까요. 털은 보통 남성호르몬이 많아지면 나기 시작하는데, 고환의 기능과 크기가 발달하면서 발현되는 경우가 많아요. 다만, 남성이 9세 미만에서 성징이 나타나면 성조숙증◦이라는 병일 수 있으니 병원에 가서 진단을 받아보는 게 좋아요.

키 성장의 차이는 겨드랑이털 유무보다 유전적 요인, 성별에 따른 발육급진기의 차이 등이 가장 큰 비중을 차지해요. 또 원활한 성장호르몬 분비 및 깊은 수면이 중요하고요. 키 성장을 위한 운동이나 자세 교정 등 후천적 노력과 영양 상태 등 환경적 요인이 복합적으로 작용합니다.

그럼 본인 스스로 노력할 수 있는 3가지 방법을 알려 줄게요.

첫째, '숙면을 취하기 위한 노력'이에요.

규칙적인 수면 습관을 갖는 게 중요해요. 10시 전후로 잠들어서 2시까지 '깊은 수면(숙면)'을 '규칙적으로' 취하는 것이 성장호르몬 분비에 도움이 된다는 건 많이 알려져 있어요. 최근 연구에 따르면 여기에 중요한 포인트가 하

● 성조숙증 : 사춘기 발달이 같은 또래의 아이들보다 비정상적으로 빠른 경우를 의미한다. 국내에서는 일반적으로 여아의 경우 8세 이전에 유방 발달이 시작되는 경우, 남아의 경우 9세 이전에 고환이 커지기 시작하는 경우로 정의된다.

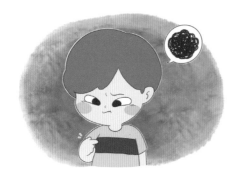

나 더 있는데 바로 '수면의 질'이 성장호르몬 분비에 가장 큰 영향을 준다는 거예요. 10시에 잠이 들었다고 해도 깊은 잠을 자지 못하면 그날은 성장호르몬이 잘 분비됐다고 보기 어렵지요.

　　이미 습관이 되어 익숙한 일들을 하는 건 쉽죠? 어릴 때 처음 숟가락질하는 건 어려웠지만 지금은 익숙해서 너무나 쉽잖아요. 그것처럼 규칙적인 수면 습관을 만드는 게 좋아요. 뇌가 '매번 이 시간에는 자는구나!' 하고 인식하게 되면 몸도 깊은 잠에 쉽게 들 수 있거든요.

　　자정이 넘어 자더라도 깊은 수면을 하면 크게 지장은 없을까요? 본인의 경험을 돌이켜 보세요. 12시나 1시쯤 자고 다음 날 일어났을 때 개운했었나요? 아마 아닐 거예요. 또 잠들기 직전까지의 행동도 중요해요. 공부나 숙제를 한 적도 있겠지만 파자마 파티를 하느라고 늦게까지 놀았거나, 게임을 했거나, 유튜브를 보는 등 이것저것 하다가 잠들었을 거예요. 자기 전에 핸드폰을 만지는 등의 행동들이 깊은 수면에 방해가 된다는 것은 이미 입증이 되었어요.

　　결론적으로 10시 정도에 규칙적으로 자되, 자기 직전에 미디어를 이용하는 건 내 키를 작게 만드는 행동이라는 걸 생각하고 자신을 위해서 조절하세요. 일주일에 하루 정도는 늦게 자고 놀 수도 있겠지요. 그러면 그 즐거운 하루를 위해서 나머지 6일은 원칙을 지키도록 하세요.

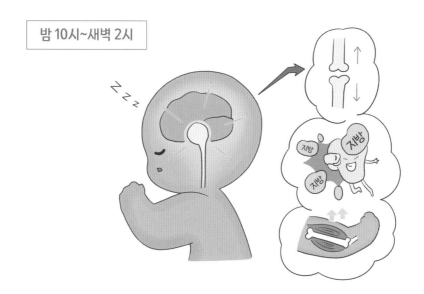

밤 10시~새벽 2시

둘째, '깨어 있는 동안 운동하기'예요.

사실 운동이나 스트레칭, 자세 교정이 성장에 직접적으로 큰 영향을 끼친다고 하긴 어려워요. 하지만 자세가 틀어져 있고, 스트레칭도 안 하고, 운동도 안 하면 성장호르몬 때문에 키는 크겠지만 건강하고 멋진 몸으로 성장하기는 어렵겠죠. 단순히 키만 크는 게 아니라 건강하고 스스로 원하는 멋진 몸을 만들려면 운동과 스트레칭을 꾸준히 하고 자세를 바르게 하세요.

특히 장골(長骨)˙로 불리는 하체 쪽 성장판에 자극을 주면 골분화˙가 촉진되면서 키 성장에 도움이 된다고 해요. 달리기, 줄넘기 혹은 농구 같은 운동을 추천합니다. 앉은 자세가 잘못되어 골반이 틀어지거나 통증이 생기면 성장에 좋지 않은 영향을 줄 수 있으니 바른 자세를 취하도록 연습합시다!

● 장골 : 폭보다 길이가 훨씬 더 긴 뼈. 가운데 몸통과 양쪽 끝에 부풀어 커져서 관절을 이루는 뼈의 끝부분을 이룬다.
● 골분화 : 긴뼈의 양쪽 끝 부분에 새 뼈를 만들어내는 성장판이 있는데, 성장판은 부드러운 연골조직으로 여기서 세포분열이 활발히 일어나 연골세포가 늘어나 커지고 석회화되는 골화과정을 거쳐 딱딱한 진짜 뼈로 바뀐다.

셋째, '잠들기 직전에 먹지 않기'예요.

당분이 높은 음식을 먹으면 혈당 수치가 상승하고, 인슐린*이라는 호르몬이 분비돼요. 이 인슐린이라는 호르몬은 성장호르몬 분비를 억제한다고 해요. 반대로 배고프다는 느낌은 성장호르몬의 분비를 촉진시킨다는 연구 결과도 있어요. 그러니 자기 전에는 금식하는 습관을 만들어 보세요.

본인의 키와 체격은 본인 것인가요, 남의 것인가요? 당연히 본인의 것이죠. 이 책을 읽고 있는 여러분이 성장할 수 있는 기간이 얼마나 남았을까요? 매일 3가지 노력을 하는 친구와 노력을 무시하는 친구의 차이는 분명히 생겨요. 하루하루 꾸준히 쌓아온 노력은 절대 못 이겨요. 부모님이 "먹어라, 자라, 움직여라." 하는 말들은 듣기 싫을 수 있지만 대부분 맞는 이야기랍니다. 맞는 말인지 아닌지 잘 모르겠더라도 일단 부모님 말씀대로 해보세요. 솔직히 생활하면서 부모님 말씀을 잘 듣고 손해 본 적은 없었잖아요. 말 안 듣다가 애정 어린 등짝 스매싱을 맞았던 기억이 나네요.

● 인슐린 : 포도당을 글리코겐으로 변환시켜 우리 몸의 물질대사 체계에 중요한 역할을 하는 호르몬 중 하나이다.

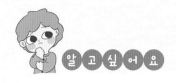

내 고추가 너무 작은 것 같아요

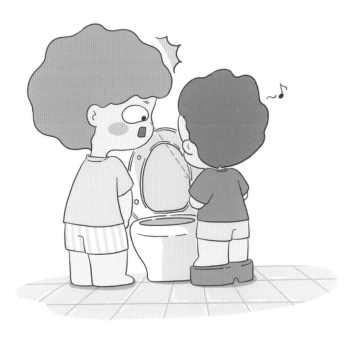

"소변보다가 동생 거랑 제 거를 비교해 봤는데, 동생이 더 큰 거예요.
저보다 2살이나 어린데… 그러고 보니 화장실에서 얼핏 본 다른 애들 것도
다 커 보였어요. 저한테 문제가 있는 걸까요? 안경을 바꿔 볼까요?"

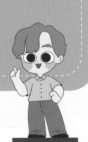

대부분의 남학생이 스스로 음경이 작다고
고민해요. 남들이 이런 이야기를 하기도
하지만, 스스로 비교하는 경우도 많아요.

사실 같은 크기여도 옆 사람의 음경이 더 길고 커 보여요. 일단 각도의 차이가 있어요. 본인의 음경은 본인이 위에서 밑으로 내려다봤죠? 그런데 동생의 음경을 바라볼 때는 어땠어요? 대각선으로 내려다봤죠? 대상의 정면을 바라보는 것과 모서리를 바라보는 것에는 큰 차이가 있어요. 옆에 볼펜이나 핸드폰이 있다면 '一' 각도로 눕혀도 보고, 'l' 각도로 세워서도 바라보세요. 어때요? 차이가 생기죠? 눈에 보이는 것이 전부가 아니랍니다.

정말 자신의 음경과 동생의 음경을 같은 시선으로 비교하고 싶으면 자신의 음경을 거울로 보세요. 아마 큰 차이가 안 날 거예요. 평소에 보던 내 음경과 조금 다르게 느껴질 거예요. 동생이 내 음경을 바라보면 그 모양이겠지요.

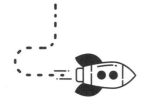

　무엇보다 음경의 크기는 평상시와 부풀었을 때 큰 차이가 있어요. 음경이 커지는 '발기'라는 현상 때문입니다. 소변이 마렵거나, 놀라거나, 사랑에 관한 드라마 등을 봤을 때 음경이 딱딱해지고 커지는 현상이에요. 평상시에 음경이 조금 작은 사람은 발기 시에 변화하는 폭이 크기도 하고, 반대로 평상시에 크기가 큰 사람은 발기 시에 변화하는 폭이 작기도 합니다. 이 변화의 폭은 인종마다, 사람마다 다 달라요. 군이 비교하고 확인하지 않아도 됩니다. 음경이 길고 커야만 좋은 건 아니니까요. 음경의 길이와 크기는 크게 중요하지 않아요. 손톱이 조금 더 길거나 짧다고 해서 그게 그렇게 중요한가요?

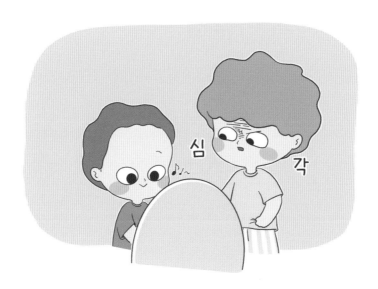

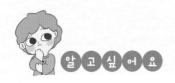

알고싶어요

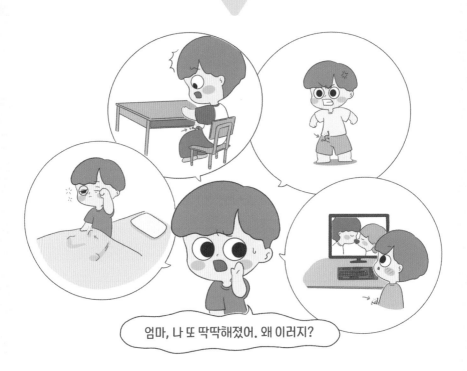

아침마다 고추와 눈이 마주쳐요

엄마, 나 또 딱딱해졌어. 왜 이러지?

"최근 고학년이 된 초등학생이에요. 요즘 고민이 너무 많아요.
아침에 일어나면 바지 쪽이 뻣뻣하고 불편해요. 고추가 딱딱하게 위로
올라와 있어요. 불편하고 짜증나요. 집에 누나도 있는데 창피해요.
근데 요즘 점점 더 자주 그래요. TV를 보다가도, 수업을 듣다가도,
화날 때도 켜져요. 왜 이러는 거죠?"

발기는 태아 때부터 시작되기도 해요.

태어나기도 전에 야한 생각을 한다고요? 그럴 리가!

그럼 발기의 이유와 원인은 무엇일까요?

우선 이 질문에 대한 답을 생각해 보세요. 아침에 일어난 내 고추와 눈이 마주치면 어떤 생각이 드나요?

　(A) 나만 너무 자주 겪는 이상한 현상이라고 생각한다.
　(B) 남들도 다 겪는 정상적인 현상이고, 평균적인 과정이라고 생각한다.

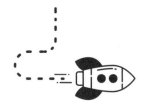

음경에는 2개의 음경 해면체˙와 1개의 요도 해면체˙가 있어요. 간혹 뼈가 있냐고 묻는 친구들이 있는데 뼈는 없어요. 해면체는 스펀지가 물을 흡수하듯이 피를 흡수할 수 있는 조직이에요. 이 해면체 내의 혈류가 증가하면 피가 가득 차서 음경 전체가 커지고 딱딱해지는데, 이걸 '발기'라고 합니다. 쉽게 설명하자면, 음경은 피주머니로 이루어져 있다고 생각하면 돼요. 평소 피주머니 안에는 적은 피가 흐르다가 어느 순간 피가 가득 차게 되면 부피가 커지고 딱딱해지는 거예요. 화가 나거나 창피할 때 얼굴이나 귓불이 빨개진 적 있죠? 그렇게 일반적으로 발생할 수 있는 현상이에요.

● 음경 해면체 : 음경을 구성하는 해면 모양 구조의 발기 조직. 음경 등쪽에 좌우로 두 개가 있는데, 여기에 혈액이 차면 커지고 딱딱해져 발기가 된다.
● 요도 해면체 : 요도를 둘러싸는 해면체

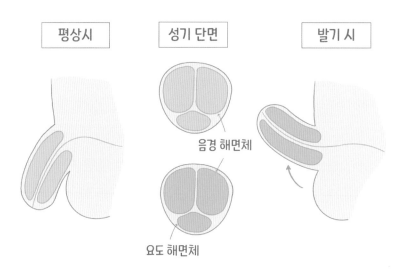

평상시   성기 단면   발기 시

음경 해면체

요도 해면체

사춘기에는 성호르몬의 분비가 많아져요. 뇌 안에 여러 자극을 받아들이는 중추신경이 있는데, 이곳에 도달한 자극들이 때때로 발기를 일으키기도 해요. 그래서 소변 마려울 때, 주유소에서 석유 냄새를 맡았을 때, 아침에 일어날 때, 잠들 때, 무섭거나 자극적인 이미지를 보게 되었을 때 등등 시도 때도 없이 발기할 수 있어요. 굉장히 자연스럽고 평균적인 현상이에요. 당황하지 마세요. 오히려 '내 몸이 정상적으로 작동하고 있구나! 건강하구나'라고 생각하면 돼요. 내 몸을 구성하는 피와 신경들이 건강하게 작동하고 있기 때문에 나타나는 현상이니까요. 자주 이런 일이 일어나면 그만큼 건강하다는 뜻으로 받아들이면 됩니다.

다만, 여기저기 자랑하고 다니는 것은 좋지 않아요. 우리가 대변과 소변을 잘 봤다고 해서 수업 시간 중에 자랑하지는 않잖아요? 발기를 스스로 확인하고 몸의 변화를 잘 알고 있으면 된답니다. 발기를 자랑하는 것은 대변을 자랑하는 것과 크게 다르지 않아요.

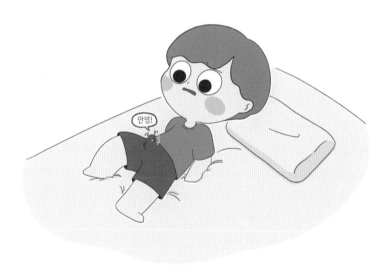

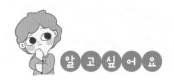

고추 딱딱씨! 누르니 너무 아파!

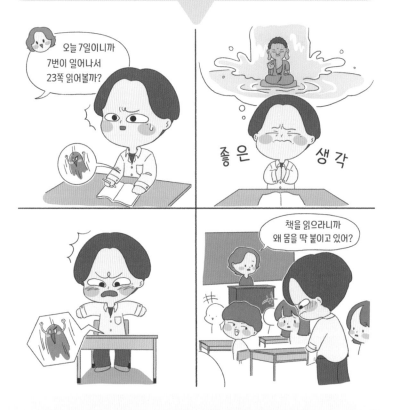

"수업 시간에 고추가 커졌는데 갑자기 선생님이 발표를 시켜서 당황했어요.
아빠가 경건한 생각을 하면 진정될 거라고 했는데 효과가 없었어요.
그래서 책으로 음경을 가리고 일어섰어요. 이 일을 엄마한테 말하니까
큰 바지와 셔츠를 사주시면서 다음부터는 옷으로 눌러 가리래요.
근데 옷으로 누르니까 너무 아파요. 언제까지 이래야 하나요?"

이 친구처럼 수업 시간 중 발기했다면?

이때 선생님이 발표를 시켰다면?

여러분이라면 어떻게 대처할까요?

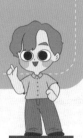

(A) 음경을 계속 내려서 가린다.

(B) 음경을 제거한다.

(C) 음경을 올려서 정리한다.

운동 좋아하나요? 프로 운동선수들이 시합 중에 발기가 되는 경우가 있어요. 격하게 몸을 사용하다 보면 자연스럽게 일어나는 현상입니다. 운동선수 유니폼은 몸의 윤곽이 잘 드러나도록 디자인되어 있지요. 발기가 되면 너무 티가 나지 않을까요? 그들은 어떻게 처리하고 있을까요?

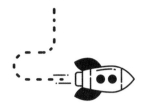

　일단 아버님을 대신해서 제가 사과할게요. 경건한 생각을 하고, 착한 생각을 하라는 것은 기성세대*끼리 하던 농담이에요. 실제로 효과는 크게 없고, 어느 정도 시간이 지나야 가라앉아요. 큰 옷으로 눌러 가리라는 것도 효과가 없었죠? 어머님은 여성이라서 이런 경험이 없으니 해줄 수 있는 조언에 한계가 있었을 거예요.

　남들 앞에서 발기되어 당황스럽다고 '(B) 음경을 제거한다'는 건 말도 안 되죠? '(A) 음경을 계속 내려서 가린다'면 통증이 생기고요. 정답은 '(C) 음경을 올려서 정리한다'입니다. 앞서 설명한 것처럼 음경에는 2개의 음경 해면체와 1개의 요도 해면체가 있어요. 1개의 요도 해면체가 밑에 위치하고, 2개의 음경 해면체가 위에 위치합니다. 이들 사이에는 심근막*이나 음경중격* 등이 있는데, 콧구멍 사이의 연골 같이 생긴 말랑한 부분이나 고막이랑 비슷하다고 생각하면 쉽습니다. 그런데 음경을 밑으로 누르게 되면 이 부분들에 충격이 가해지고 통증이 따라옵니다.

　결론은 배꼽 위쪽으로 음경을 올려서 정리하면 통증도 없고, 겉에서 보았을 때 티가 안 나요.

● 기성세대 : 현재 사회를 이끌어 가는 나이가 든 세대
● 심근막 : 깊은 근막. 몸통과 사지를 둘러싸고, 또한 여러 근육을 둘러싸는 치밀하고 강한 섬유성 막 [이우주 의학사전]
● 음경중격 : 음경의 음경 해면체를 좌우로 나누고 있는 사이의 벽 [네이버 국어사전]

이때 주의할 점이 있어요. 음경이 발기되는 각도는 사람마다 달라요. 또 2개의 음경 해면체 크기가 비대칭일 수도 있고, 요도 해면체가 큰 경우도 있는 등 모습도 다양합니다. 그래서 음경을 12시 방향이 아니라 11시나 11시 방향으로 정리해야 편안한 경우도 있습니다. 10시에서 2시 정도의 방향 안에서 본인이 편안한 쪽으로 음경을 정리하면 됩니다.

단, 남들이 있는 공간에서 대놓고 음경을 손으로 붙잡아 정리하면 안 돼요. 상대방이 불쾌할 수 있으니까요. 코를 파더라도 혼자 있을 때는 편하게 파지만, 남들 있는 공간에서는 티 안 나게 정리하죠? 마찬가지예요. 엉덩이를 살짝 빼면서 허리춤을 붙잡아 올리면 티 안 나게 정리할 수 있습니다.

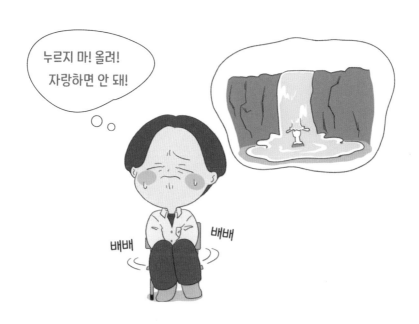

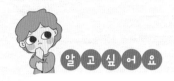

제 친구는 한쪽이 터져서 짝짝이래요

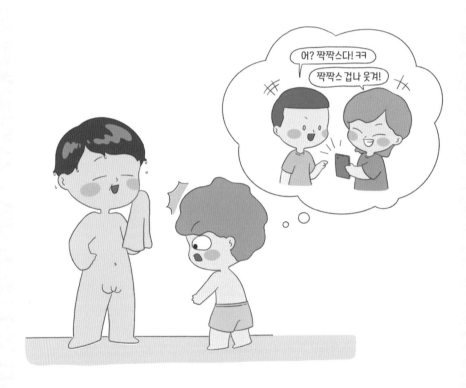

"유튜브에서 봤는데 유명한 유튜버가 고환 한쪽이 터져서 짝짝이래요.
애들이 '짝짝쓰~' 하고 놀려요. 근데 최근에 우리 아빠 거를 봤는데
아빠가 짝짝이더라고요. 우리 아빠… 한쪽이 없는 거예요?"

제가 다시 질문할게요.
우리의 고환은 대칭일까요, 짝짝이일까요?
아래 질문에 답해 보세요.

(A) 나는 고환이 대칭일 것이다.
(B) 나도 고환이 짝짝이이거나 짝짝이가 될 것이다.

혹시 아빠 모습에 충격받은 건 아니죠?

흔하게 걱정하고 장난스레 하는 이야기인데요. 솔직히 자신의 고환을 자세히 들여다보는 일은 많지 않지요. 다른 사람의 고환을 뚫어져라 쳐다보기도 쉽지 않고요. 학생들 사이에서는 왜곡된 말들이 빠르게 퍼지기도 하죠. 그동안 잘못된 정보들 때문에 많이 혼란스러웠죠? 지금부터 정확한 사실을 알려 줄게요!

● 고환 : 수컷의 생식선으로 '정소'라고도 하는데, 이곳에서 정자가 만들어진다.

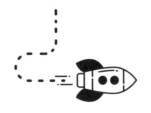

　고환의 구조를 살펴보면, 비교적 딱딱한 고환 위를 쭈글쭈글한 음낭[*]이라는 주머니가 감싼 형태예요. 음낭 속에 있는 두 개의 고환은 크기가 서로 다르고, 한쪽 고환이 다른 쪽 고환보다 조금 더 아래쪽에 있어요. 실제로 80% 정도의 남성들이 왼쪽 고환이 아래쪽에 위치[*]한다고 하는데, 통계일 뿐이라 큰 의미는 없어요. 예민한 고환이 서로 부딪히지 않게 위치가 달라지는 건데요. 오히려 대칭이라면 더 큰 문제가 발생하겠죠?

　고환의 크기가 작을 때야 상관이 없겠지만, 점점 고환의 크기가 커져서 호두알 정도 크기가 될 수 있어요. 두 개의 고환이 다리 사이에 위치하잖아요. 만약 대칭이라면 걸을 때마다 부딪힐 거예요. 만약 뛰기라도 한다면 고환에 가해지는 충격이 작지 않겠죠? 계속 부딪히다 보면 열이 발생하거나, 상처가 생겨서 통증이 생길 수 있을 거예요. 그래서 자연스럽게 비대칭으로 변화한 것이라고 보면 됩니다.

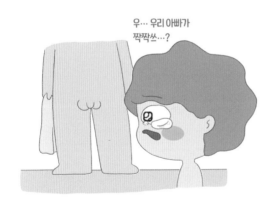

우… 우리 아빠가 짝짝쓰…?

● 음낭 : 고환(정소)을 싸고 있는 주머니. 고환의 온도를 조절한다. 음낭 안에는 정소, 부정소, 정관이 각각 한 쌍씩 들어 있다.
● 출처 : [나무위키]

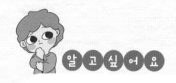

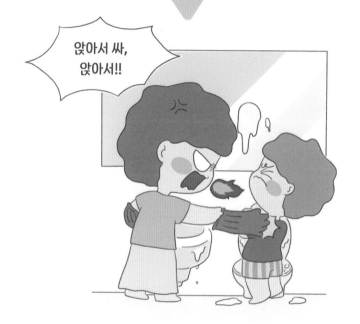

앉아서 소변보는 게 불편해요!
나만 그런가요?

앉아서 싸,
앉아서!!

"아침에 일어나면 거의 발기가 되어 있는데, 이 상태에서 소변을 보면
소변이 막 발사돼요. 줄기가 두 가닥, 세 가닥이 되기도 해요.
어쩔 때는 여기저기 튀어서 화장실 거울까지 튄 적도 있어요.
엄마가 더럽다며 등짝 스매싱을 날려요. 앉아서 소변을 보라는데
그러면 곧바로 나오질 않아요. 나와도 꾸물꾸물 나오고 아프기도 해요.
최악은 소변 다 보고 일어서서 옷을 입으면 그때 소변이 '찍-' 하고
조금 더 나오는 거예요. 찝찝하고 기분 나빠요."

자꾸 튄다고 엄마가 앉아서 소변을 보래요.
그런데 이 친구와 같은 경험을 하는 친구들이 많죠?
어떻게 하면 좋을까요?

(A) 서서 소변을 보고 튄 소변은 휴지나 물로 닦고 나온다.
(B) 불편하지만 참고 앉아서 본다.

얼마나 불편했을까요. 하루에도 여러 번 소변을 봐야 하는데 참 난 감했겠어요.

일단 정답부터 말씀드리자면 '(A) 서서 소변을 보고 튄 소변은 휴지나 물로 닦고 나온다'가 좋습니다. 개인차가 있어서 각자 편한 대로 하면 되는데요. 성장이 한창 이루어지고 있는 시기에는 A가 더 편할 수 있습니다.

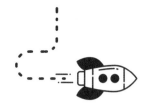

일단 처음에 소변이 강하게 나가거나 여러 가닥으로 튀는 이유는 발기가 되어 있는 상태에서 소변을 보기 때문에 그래요. 발기되면 정액을 내보내려고 준비해요. 정액이 나가는데 소변도 동시에 나가면 안 되니까 소변을 모아 두었던 방광에서 요도로 연결된 부분 일시적으로 막아 놓게 됩니다. 그러면서 그 안에 압력이 생기죠. 물 뿌리는 호스 끝을 잠깐 손으로 눌러 막았다가 손을 떼면 물이 강하게 뿌려지는 것과 비슷하다고 보면 됩니다. 이 부분은 어쩔 수 없어요.

그렇다고 앉아서 소변보는 건 더욱더 좋지 않습니다. 앉아서 소변을 보더라도 강한 소변 줄기와 두, 세 가닥으로 튀는 것을 막을 수 없습니다. 화장실에 뿌려지느냐, 변기 안과 본인 허벅지 쪽에 뿌려지느냐 정도의 차이입니다.

제일 안 좋은 점은 통증과 잔뇨입니다. 남성의 요도는 여성의 요도보다 긴 편이에요. 방광에서 뻗어 나온 요도가 엉덩이 쪽으로 내려갔다가 음경으로 이어지며 올라가는 S자 구조거든요. 길기도 길지만, 오르막길 구조예요. 이런 구조 때문에 앉아서 소변을 본다면 오르막길 각도가 더 가파르게 되겠죠.

그래서 앉아서 소변을 보면 소변이 바로 나가지 않고 약간의 시간 간격을 두고 나오

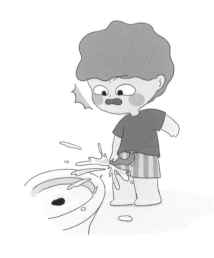

게 되죠. 통증도 살짝 있을 수 있고요. 자전거를 타고 오르막길을 올라가 본 적 있나요? 굉장히 힘들고 허벅지가 터질 듯이 아프죠? 오르막길을 오르는 데에 힘이 필요한 것과 비슷하다고 생각하면 쉬워요.

잔뇨도 이 오르막 구조 때문에 발생하는데요. 소변이 깨끗하게 모두 배출되면 상관없지만, 길이 시작되는 부분에 소변이 남는 경우가 생겨요. 볼일을 다 보고 일어서서 옷을 입으면 꼭 그때 살짝 더 나오는 소변의 정체는 이 녀석입니다. 이 잔뇨는 냄새와 염증을 유발하고, 꿉꿉한 기분을 남기죠.

결론은 서서 소변을 보는 게 좋다는 것입니다. 다만 너무 튀면 주변 물건에까지 소변이 묻어 위생상 좋지 않으니 변기에 가까이 붙어서 소변보는 게 좋아요. 펜싱에서 찌르기 또는 베기의 자세처럼 한쪽 발을 내밀어 굽힌 런지 자세가 가장 변기와 거리를 가깝게 해서 튀는 것을 방지할 수 있어요.

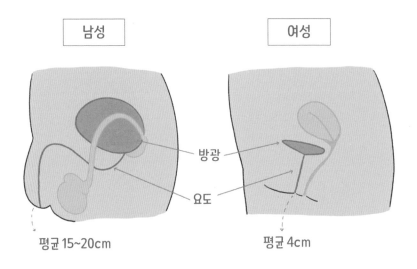

남성   여성

방광

요도

평균 15~20cm   평균 4cm

소변이 계속 튀게 되면 문제가 생겨요. 음경에서 냄새가 나고 지저분해져서 염증이 생길 수 있어요. 그래서 화장실 매너 교육을 할 때 '소변본 후에 소변이 묻었을 수 있으니 손 닦고 나와'가 아니라 '소변보기 전에 손 닦아. 손으로 포피를 까려면 만져야 하니까'라고 지도하는 것이 맞습니다. 물론 소변보고 나서도 손을 닦긴 해야겠죠. 소변보기 전후로 항상 손을 닦아야 해요. 귀찮을 수 있지만, 청결을 유지하고 염증을 예방해야 나중에 포경수술의 원인도 막을 수 있답니다.

음식을 맨손으로 와구와구 먹고 손에 다 묻힌 후 물티슈로 뻔질나게 닦는 사람과 애초에 젓가락이나 포크, 위생장갑을 사용한 사람 중 누가 더 깔끔할까요?

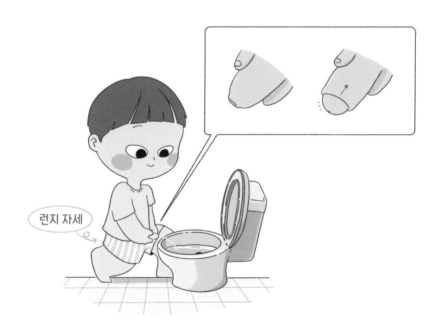

사방팔방으로 튀는 소변을 방지하려면 음경 끝의 포피(껍데기)를 살짝 뒤집고 소변이 나가는 통로(오줌 구멍처럼 보이는 외요도구)가 보이도록 해주세요. 그동안 포피를 덮어둔 채로 그냥 소변을 내보냈죠? 대부분의 남성(포경수술 하지 않은)은 평상시에 소변이 나가는 통로가 포피에 덮여 있는데, '덮여 있다'는 건 바꿔 말하면 막혀 있다는 뜻이기도 하죠. 소변을 통로가 덮인 상태로 내보내는 건 물총 앞에 손을 갖다 대고 발사하는 것과 비슷해요. 손을 댄 채로 물총을 쏘면 물이 시원하게 직선으로 뻗어 나가나요? 아니죠. 손에 부딪혀서 사방으로 튀겠죠? 마찬가지예요. 소변이 나오다가 포피에 부딪혀요. 입 다물고 침을 뱉거나 마스크를 쓴 상태로 재채기하는 것과 비슷해요.

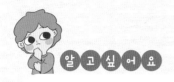

돈가스 먹으러 가자고 하면 도망치래요

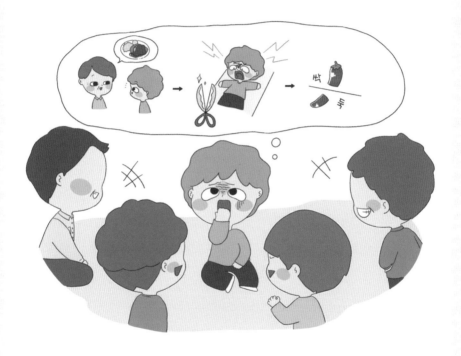

"삼촌들이 돈가스 먹으러 가자고 하면 도망치래요. 포경수술하러 간다고.
고추를 자른대요. 무서워요. 뭐가 뭔지 모르겠고, 그냥 다 싫어요.
종이컵 쓰는 것도 무섭고, 살이 잘려 나간다는 거 너무 끔찍해요!"

겁먹지 말아요. 포경수술은
정확히 '포피환상절제술'이라고 하는데요.
차근차근 설명해 줄게요.

삼촌이 말한 고추 껍질이 뭘까요? 그림과 본인 음경을 살펴보면 알수 있어요. 어떤 구조로 생겼는지요. 음경 끝부분에는 '귀두'라는 부분이 있어요. 이게 음경의 머리예요. '두'가 한자로 '머리 두(頭)' 글자거든요. 음경 뿌리에서 몸통으로 이어지고, 머리처럼 끝에 있어요. 이 귀두가 평상시에 까꿍 하고 까져 있나요? 아니면 껍질에 덮여 있나요? 덮여있죠? 이 껍질 같은 것을 포피⁕라고 합니다.

● 포피 : 남성 성기의 귀두(龜頭) 부위를 싸고 있는 가죽

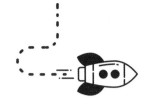

포경수술이 뭐예요?

포경수술(포피환상절제술)은 '포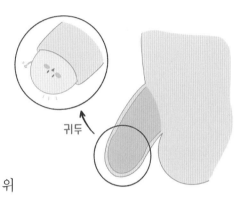
피'라는 껍질같이 생긴 살을 적당하
게 잘라 주는 수술이에요. 포경수
술을 하지 않은 자연스러운 상태라
면 음경은 포피에 덮여 있어요. 포경
수술은 포피와 귀두 사이에 끼는 오줌
찌꺼기와 때가 냄새와 염증을 유발해서 위

귀두

생상 하는 경우가 많은데, 전통적인 종교의식 중
의 하나로 시행된 경우도 있어요. 과거에는 우리나라에서도 정말 많이 했어
요. 2000년대 이전까지는 90%에 육박하는 남성들이 이 수술을 해야만 했어
요. 아마 이 책을 읽는 친구들은 태어나기도 전일 거예요. 현재는 굉장히 많
이 줄었어요. 그 이유를 한 번 살펴보고, 나는 과연 해야 할지 안 해도 되는
건지 스스로 판단해 보면 좋을 것 같아요.

음경 그림을 보면 '어? 내 음경은 그림이랑 너무 다르게 생긴 거 같은데? 껍
데기가 그림보다 긴데?'라고 생각하는 경우도 있고요. '나는 평상시에 껍질이
조금 까져 있어서 귀두가 조금 보이는데?'라고 생각할 수도 있어요. 다 괜찮아

요. 사람마다 손가락 길이도 다르고, 손톱 길이도 다르고, 혀 길이와 잇몸이 이를 덮고 있는 비율이 다 다르듯이 원래 다른 거예요.

자, 이제 음경의 구조를 이해했죠? 포경수술을 하는 주요한 이유는 귀두와 포피 사이에 끼는 이물질 때문이에요. 이물질이 계속 끼면 염증과 같은 질환이 생길 수 있어요. 이를 치료하고 또 아프게 되는 걸 방지하기 위해서 껍질을 잘라주는 거예요. 종교적인 이유로 수술을 하는 문화는 현재 대부분 사라졌기 때문에 위생적인 이유가 가장 큰 비중을 차지해요.

'어려서부터 음경 쪽에 염증이 생긴 적이 많다면 지금 당장 포경수술을 해야 하느냐?'고 걱정하는 친구가 많은데, 어린 시절에 음경에 염증이 있었던 사례는 생각보다 많아요. 염증 자체는 많은 친구가 겪는 과정이니까 미리 걱정하지 않아도 됩니다.

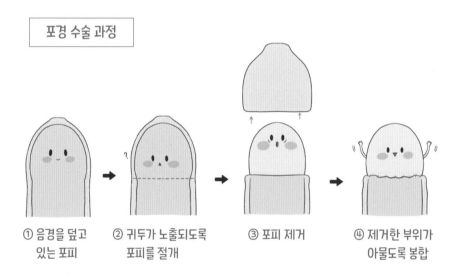

포경 수술 과정

① 음경을 덮고 있는 포피
② 귀두가 노출되도록 포피를 절개
③ 포피 제거
④ 제거한 부위가 아물도록 봉합

염증이 생기는 이유

염증이 생기는 이유는 앞서 말한 대로 귀두와 포피 사이에 치구*라는 물질이 끼기 시작하기 때문이에요. 이 치구는 지선*의 분비물과 탈락한 상피*가 합쳐진 것이라고 하는데요. 이것들이 쌓여서 염증이 되거나, 소변 등과 결합한 상태로 방치되면서 염증이 되는 경우가 많아요.

그렇다면 치구가 계속 끼니까 어쩔 수 없이 수술해야 하는 것이 정답이라고 생각할 수 있지만, 답은 의외로 간단해요. 때가 끼면? 닦아 주면 됩니다. 가장 좋은 해결책은 수술이 아니라 청결을 위한 세척이지요. 우리 이와 잇몸 사이에도 치석이라는 이물질이 계속 끼죠? 치석이 쌓여서 냄새가 나거나 이가 썩는 게 싫으면 양치를 잘하면 되잖아요. 양치가 귀찮다고 이를 다 뽑아버리고 틀니를 끼지는 않죠? 손톱에 때가 끼면 손톱 끝을 정리하지 손톱을 뽑아야겠다고 생각하지는 않잖아요. 샤워할 때 포피를 뒤로 젖혀서 귀두 사이에 끼는 이물질을 꼼꼼하게 닦아 줍시다.

그런데 이런 고민을 하는 친구들이 있어요. 막상 이물질을 닦으려고 샤워할 때 음경을 봤더니 본인의 음경은 포피가 너무 안 까지고 아프다는 거예요. 억지로 뒤로 젖혀 보았는데 아파서 죽을 뻔했다는 거예요. 그러지 마세요.

- 치구 : 남성 음경의 포피와 귀두 사이에 오줌, 정액 등 잔류 분비물 등이 쌓여서 생기는 끈적한 분비물
- 지선 : 피지선이라고도 한다. 여기에서 만들어진 피지의 일부는 그 모낭 내에 있는 털을 통하여 올라와서 털의 둘레를 싸고, 일부는 모낭벽을 따라서 피부 표면에 퍼지며 피부를 촉촉하게 하는 동시에 보호한다. 그 밖에 모낭과 관계없이 존재하는 지선은 '독립지선'이라고 불리며 입술·유훈·귀두·포피내판·소음순·음핵 등에 있다.
- 탈락한 상피 : 상피는 동물의 체내·외의 모든 표면을 덮는 세포층을 말한다. 이것을 구성하는 조직을 '상피조직', 그 세포를 '상피세포'라고 한다. 탈락한 상피는 오래되어 떨어지는 피부, 각질과 비슷하다. [네이버 지식백과]

포경의 종류

음경은 모양과 상태에 따라서 '자연포경(가성포경)', '진성포경', '감돈포경'으로 분류할 수 있습니다. 우리가 '자연포경'이라고 표현하는 경우는 그림에서 보듯 덮여 있는 포피를 뒤로 젖혔을 때 귀두의 테두리 부분까지 다 까지는 상태를 말합니다. 이렇게 되면 이물질 관리도 더 쉬워지고, 발기 시의 통증도 발생하지 않아 포경수술을 하지 않아도 된다고 볼 수 있어요. 중요한 것은 90% 이상의 남성들이 이렇게 자연포경(가성포경)이 된다는 점이에요. 다만 사람마다 시기가 다르게 진행됩니다.

느린 사람은 20세 전후로 자연포경이 완성되기도 하고, 빠른 사람은 11세, 12세에 완성되기도 합니다. 통상적으로는 14세, 15세에 완성이 되는 경우가 많기 때문에 조급해하지 말고 기다리면 됩니다.

진짜 아예 안 까질 것 같은데 본인 음경이 저렇게 변화하는 게 상상이 안 된다고요? 그림에서 보는 것처럼 평상시에 귀두를 덮고 있는 포피를 손으로 뒤집으려고 시도해 보세요. 이때 10%밖에 안 까지기도 하지만, 안심하세요.

자연포경(가성포경)

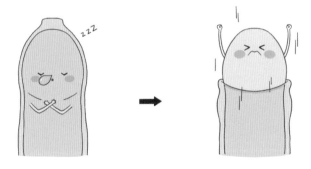

점점 100%까지 까져갑니다. 모든 사람이 같은 나이에 까지는 게 아니에요. 100%라는 것은 귀두의 큰 테두리까지 다 까지는 것을 말하고요. 100% 다 까지기 전까지 10%, 30%, 50%, 70%, 90% … 이렇게 점차 변화해요. 지금 당장 한 번에 안 까진다고 억지로 포피를 확 젖히면 안 돼요. 통증과 상처가 생길 수 있습니다. 그리고 음경 밑 부분에 끈 같은 '음경소대'가 마지막에 까지는 경우가 많습니다. 혀를 내밀었을 때 혀 밑과 입안을 연결하는 띠 모양의 주름이 있죠? 그것을 '설소대'라고 하는데, 음경소대는 그와 비슷해요.

간혹 귀두 테두리의 경계 부분과 포피 사이가 유난히 아픈 경우가 있어요. 염증도 없는데 그냥 통증만 생기는 경우입니다. 이것은 피부가 얇거나 예민하기 때문인데, 딱히 치료하지 않아도 되지만 살살 다루어야 합니다. 어떻게 닦아야 안 아프게 닦을 수 있는지, '진성포경'과 '감돈포경'은 무엇인지 뒤에서 이어 설명할게요.

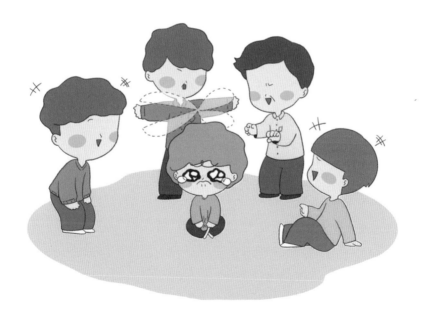

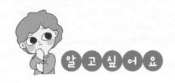

포경수술을 안 하면 이상한 건가요?

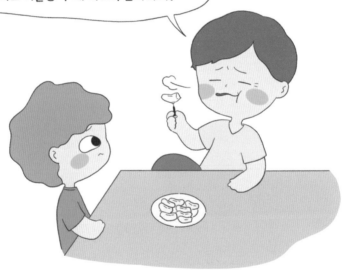

아빠도 했고, 그거 남들도 다 하는 거야.
너도 겨울방학 때 하도록 준비하자.

"아빠는 포경수술을 견딘 걸까요? 그 무서운 수술을요?
아빠는 남들도 다 한다면서 저도 준비하래요.
포경수술을 안 하면 이상한 거예요? 꼭 해야 하나요?"

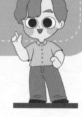

이렇게 부모님이 포경수술을 권하는 경우가 많죠.
안타깝네요. 학생이 아니라 아버님이요.
아버님도 아마 어쩔 수 없이 하셨을 거예요.

위생적 판단이나 의료적 판단이 아닌, 부모님의 주관적 판단으로 원하지 않는 포경수술을 하는 경우가 많이 있어요. 특히 과거에는 남자라면 모두 포경수술을 해야 한다는 분위기였어요. 반드시 해야 하는 수술이 아니었는데 말이죠. 왜 그랬을까요?

지금부터 왜 '남자라면 포경수술을 꼭 해야 한다'고 믿었는지, 그에 관해 떠도는 질문과 주장들을 살펴봅시다. 제대로 알고 나면 어떻게 해야 하는지 확실하게 알 수 있을 거예요.

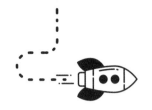

(주장 1) "수술 안 하고 군대에 가면 강제로 수술한다. 의사도 아닌 사람이 수술할 수 있으니, 미리 하는 것이 좋다!"

1960~1990년대에 일부 군대에서 시행되긴 했어요. 군의관 또는 자격이 없는 의무병이 수술하는 바람에 후유증이 많아 고생한다는 이야기도 있었어요. 이런 말들이 사람들 입으로 전달되니까 잘못된 인식이 생긴 것 같아요. 현재는 군대 안에서 포경수술 시행 여부를 점검하지도 않고, 억지로 시키지도 않습니다.

(주장 2) "남들 다 한다. 안 하면 너만 이상한 애 된다. 창피함을 느낄 거다. 수술하면 남자다워진다!"

수술한다고 남자다워지지 않아요. 남자다워진다는 발상부터가 편협한 생각이에요. 최근 발표된 논문에 따르면 2011년 기준 대한민국 남성 중 약 25.2%가 포경수술을 했다고 합니다. 요즘은 오히려 포경수술을 한 사람이 소수고, 안 한 사람이 다수라는 거예요. 그러니 포경수술을 안 한 내가 소수라는 생각을 하지 않아도 됩니다.

● 출처 : 과학지 〈BMC 퍼블릭 헬스'에 '한국 남성 포경수술의 감소〉 논문(2012. 12. 11.)
　　 - 서울대 물리천문학부 김대식 교수와 중앙대 동물자원과학 방명걸 교수, 푸른아우성 구성애 대표

(주장 3) "나중에 하면 더 아프다. 점점 발기가 많이 될 거니까. 나이 들어서 수술하면 자주 아파서 고생한다!"

반 정도만 맞는 이야기예요. 물론 발기가 많이 되면 수술 부위가 욱신거리고 아플 수 있어요. 그런데 어느 시기에 수술한다고 해도 똑같이 아파요. 물론 지금도 발기는 잘 되고 있잖아요.

(주장 4) "나이 먹고 하면 창피하다. 여성 간호사들이 수술할 때나 관리할 때 내 음경을 보는 거 괴롭다!"

요즘 비뇨기과 병원은 남성 간호사가 있는 곳이 많습니다. 잘 찾아보면 돼요. 일부 병원 중에서 포피를 말아서 올려준다고 하거나 포피 보존형 포경수술이라고 하면서 일반적인 비용보다 더 큰 비용을 받고 수술을 하고 있기도 해요. 사실 포경수술을 애초에 안 했으면 이렇게 어렵게 말아서 올리거나 가로로 이어붙이는 등의 수고는 필요 없었을 거예요.

(주장 5) "수술하면 음경이 성장한다. 커진다."

아니에요. 단순히 커 보일 뿐이에요. 포피 안에 가려져 있던 귀두가 완전히 노출된 상태가 되기 때문에 커 보이는 거예요. 쉽게 이해하고 싶다면 당장 거울 앞으로 가서 본인 앞머리를 최대한 뒤로 젖혀 보세요. 평소 얼굴이 커 보이는지, 앞머리를 뒤로 다 젖혔을 때가 커 보이는지 바로 알 수 있을 거예요.

일부 성의학 박사에 의하면 포경수술을 해서 포피를 절제하면 미세하지만 음경의 성장을 방해한다는 의견도 있습니다.

냄새나 염증 때문이라면 때에 따라 수술을 해야 할 수도 있어요. 하지만 기본적으로 잘 닦으면 됩니다. 잘 닦는 방법도 나중에 알려 줄게요.

포경수술이 정말 필요한 경우도 있어요!

아래의 3가지 경우라면 수술이 필요할 수 있어요.

① 귀두염, 포피염, 귀두포피염처럼 염증이 너무 자주, 심하게 생기는 경우

② 감돈포경 : 포피가 귀두 뒤로 젖혀진 후에 고정되어 원래 위치로 돌아오지 못하는 경우

③ 진성포경 : 포피구, 포피륜이 좁거나 포피와 귀두의 유착으로 인해 포피를 뒤집어 귀두를 노출시킬 수 없는 경우

진성/감돈 포경

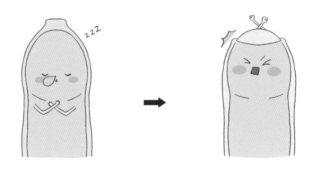

하지만 이때에도 반드시 병원에 방문해서 꼭 진료를 먼저 받아본 후에 결정하세요. 저런 증상이 나타나더라도 다짜고짜 무조건 수술부터 할 것이 아니라 의사 선생님과의 상담이 필수라는 것 잊지 마세요.

진료를 본 후라도 명확하게 음경 상태를 설명하지 않고 그냥 수술하자고 하거나, 나중에 해도 되는데 그냥 병원에 온 김에 수술하라고 이야기한다면 무조건 수용하지 않는 것이 좋습니다. 두세 군데 병원에 다녀보고 스스로 결정하길 바랍니다. 자신의 몸은 평생 나와 함께해야 하잖아요. 자신의 몸에 대해 무언가를 결정할 때 부모님이나 의사 선생님의 조언을 받는 건 좋지만, 직접 판단해 보는 것이 중요합니다.

이제 좀 알 것 같나요? 결론적으로 포경수술은 해도 되고 안 해도 됩니다. 단, 여러분이 직접 선택하세요!

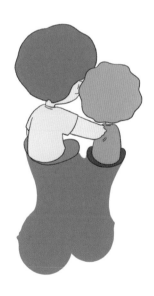

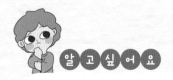

아빠가 닦는 방식은 너무 아파요!

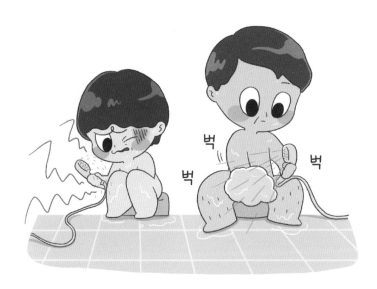

"목욕탕에서 아빠는 센 물줄기에 거품을 내어 벅벅 닦으세요.
아빠를 따라서 닦다가 너무 아파서 오줌 쌀 뻔했어요!
고추를 닦을 때 물컵에 물을 담아서 닦으면 안 되나요?
이거 때문에 샤워도 오래 걸리고, 화장실에 오래 있어야 해서 지겨워요.
솔직하게 말하면 그냥 안 닦고 싶어요!"

맞아요. 아빠나 엄마가 음경을 그렇게 관리하라고 말씀하시죠. 간혹 의사 선생님들이 그렇게 알려 주시기도 해요. 우리는 참 힘든데 말이죠.

쉽게 말하면 아빠는 그렇게 닦아도 안 아파요. 성장이 끝난 성인이라서 그래요. 벅벅 닦아도 무서울 게 없죠. 아빠처럼 어른들이 목욕탕에 가면 열탕에서 꼭 "시원하다", "좋다" 하시잖아요? 우리는 뜨거운 물에 발끝조차 담그기도 힘든데 말이에요.

성인들은 귀두와 포피가 아이들에 비해 크고 단단해요. 많은 시간을 생활하면서 귀두 부분이 속옷에 쓸리는 등 자극이 가해지면서 미세한 상처가 나고 아물기를 반복하죠. 그 덕에 상대적으로 단단해지고 무뎌지는 거예요. 2~3세 아기들의 보들보들한 피부와 어른들의 다소 거친 피부(면도기 칼날에도 무뎌진 대단한 피부)에 차이가 있는 것처럼요.

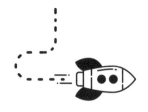

의사 선생님들도 그렇게 말할 수 있어요. 의사 선생님들은 환자의 위생과 청결에 더 신경을 쓰니까요. 덕분에 약간의 통증이 있을지라도 낫기 위한 과정이란 걸 아니까 모두 참고 따르잖아요. 그래도 우리 입장에서는 치료 과정이 너무 아프면 어쩔 수 없이 피하고 싶지요. 치과에서 이를 뽑거나 신경치료를 하면 너무 아프니까 병원에 가기 두려운 것처럼요. 치료를 위해서 아파도 잠시 참는 거지, 좋아서 하는 건 아니잖아요.

결론적으로 지금 우리는 아빠처럼 닦을 수 없어요. 아프니까요. 그렇다고 매번 남이 닦아 주는 걸 기다리고 참아낼 수도 없죠. 그러면 안 아프게 닦는 방법을 배우면 돼요! 아무리 생각해도 아플 것 같다고요? 미리 겁먹지 말아요. 쌤도 이미 이런 과정을 이겨내 본 경험이 있어요. 지금 양치할 때 어떤 치약을 사용하나요? 성인용을 그냥 사용할 수 있죠? 어린 시절엔 어땠어요? 유아용 치약 사용했죠? 달달하기도 하고, 과일 향이 나기도 하는 거요. 어린 시절엔 성인용 치약이 너무 따갑고 아팠죠. 잇몸과 혀가 아파서 사용을 못 하다가 지금은 적응해서 잘 사용하잖아요.

시간이 지나면 아빠처럼 충분히 잘할 수 있어요. 지금은 적응하는 과정이랍니다. 그러니 너무 걱정하지 않아도 돼요.

아프지 않게 음경 닦는 법

일단 손부터 깨끗하게 닦으세요. 그리고 포피를 손가락으로 조심스럽게 귀두 뒤쪽으로 젖혀 보세요. 통증이 오기 직전까지요. 점점 아프다는 느낌이 오면 멈춰도 됩니다. 각자 본인이 가능한 만큼만 까서 닦으면 돼요. 억지로 뒤집어 까면 상처가 심해지고 너무 아파요. 포피를 젖힌 상태로 바라보면 흰색 혹은 노란빛의 이물질이 낀 날이 있을 거예요. 그것들을 닦아 주면 됩니다. 샤워 도구로 막 비비지 마세요. 상처가 생겨서 아파요. 손톱으로? 당연히 안되죠. 샤워기를 세게 틀어도 아파요. 흐르는 물로 닦읍시다. 배꼽 정도에 샤워기를 대고 물을 틀어 주세요. 30초 이상 천천히요. 미지근한 물이 좋아요. 살살 틀어서 흘려보내 주세요.

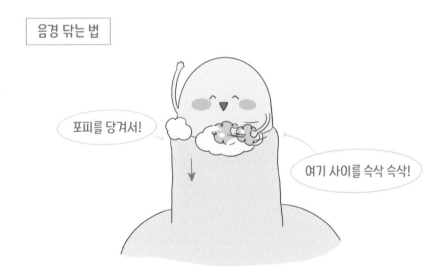

음경 닦는 법

포피를 당겨서!

여기 사이를 슥삭 슥삭!

이 단계에서 이물질은 많이 닦여요. 간혹 딱딱하게 굳어버린 이물질이 있으면 잘 안 닦이고 남아 있기도 해요. 그런 경우에는 흐르는 물을 묻혀 놓고 포피를 덮어 둔 후 시간을 둡시다. 때를 불린다고 생각하면 쉬워요. 물을 묻혀 놓고 다른 거 하세요. 양치하고, 머리 감고, 겨드랑이도 닦고요. 그러다가 마지막에 다시 포피를 젖혀서 물에 불려놨던 이물질을 손가락이나 흐르는 물로 살살 닦아 주세요. 잘 닦일 거예요.

비누 같은 세정제나 휴지 등으로 닦는 친구들이 있는데, 그건 좋지 않을 수 있어요. 비누나 휴지의 찌꺼기가 제대로 안 씻겨 나가면 그 자체가 염증을 유발하기도 해요. 특히 어린 나이에 아프다고 조심조심 닦고 있는 상황에서 이물질이 남으면 더 고통스러울 수 있어요. 2~3일에 한 번 정도 혹은 하루에 한 번 정도만 닦으면 됩니다. 양치하듯이 하루 3번씩 닦는 건 오히려 피부조직에 물과 손이 너무 자주 닿아서 좋지 않을 수 있답니다.

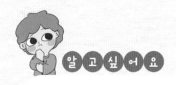

몽정했다는 걸 꼭 말해야 하나요?

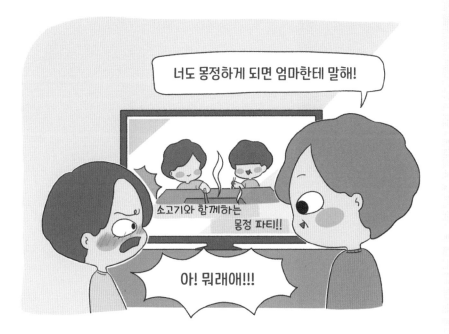

너도 몽정하게 되면 엄마한테 말해!

소고기와 함께하는
몽정 파티!!

아! 뭐래애!!!

"TV에서 몽정파티로 소고기를 먹는 장면을 봤어요. 엄마가 나도 몽정하면
얘기하래요. 어렸을 때는 똥오줌 싸면 혼났는데, 이건 괜찮은 거예요?
이게 칭찬 받고 자랑할 일인가요? 창피해요. 흑역사 같은데…."

아이고~ 저 같아도 창피하겠어요.
엄마가 말씀하신 몽정이라는 현상은
굉장히 당연하고 기특한 일이 맞지만요.

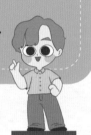

    꼭 그런 식으로 남들 앞에서까지 칭찬 받을 필요는 없어요. 각자 편안함을 느끼는 칭찬의 방식은 다르니까요. 모두의 앞에서 인정받는 것을 편안해하는 사람도 있지만, 절대 남들한테 말하지 않고 가족끼리 혹은 엄마나 아빠 중 한 사람에게만 칭찬받기를 바라는 사람도 있어요. 본인이 편한 대로 말하면 돼요. 말 안 해도 괜찮고요.

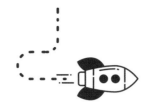

몽정을 하는 이유

몽정을 하는 이유는 다음과 같아요. 게임에 빗대어 설명해 볼게요. 우리는 태어날 때부터 고환에 정자가 될 '정조세포*'라는 게임 아이디를 다 가지고 있어요. 이 세포들이 2차 성징기에 접어들면서 왕성한 세포분열을 하게 돼요. 이 세포분열을 '튜토리얼'이라고 할 수 있어요. 튜토리얼을 통해 고환 내의 정자 생산 조직이 성숙하면서 '정자'라는 생식세포*로 변화하게 됩니다. 1차 레벨 업을 하는 거죠. 쉽게 말하면 아기였던 여러분이 아이를 만들어 낼 수 있는 능력(생식능력)을 갖추게 되는 거예요.

소년에서 남성이 되어간다는 걸 입증하는 것이고, 생식능력을 갖춘 성적 개체로 성장했다고 볼 수도 있어요. "레벨 업!"은 한순간인 거죠. 게임에서 레벨 업하면 보상도 받고, 능력치도 좋아지죠? 마찬가지예요. 이것을 우리가 어떻게 확인할 수 있을까요? 2차 성징기에 남성의 고환에서 정자를 하루에 1마리를 만들기도 하지만 최대 약 1억 마리 정도를 만들기도 해요. 개인마다 차이가 있고 매일매일 달라요.

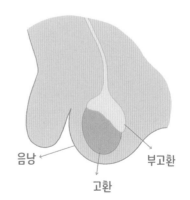

● 정조세포 : 정자 형성 과정의 가장 초기 단계의 세포. 정세관의
  가장자리에 위치하며, 유사 분열에 의해 제1정모세포가 된다.
● 생식세포 : 생식에 관계하는 세포. 수컷의 정세포 또는 정자, 암컷의 난세포 또는 난자

이렇게 만들어진 정자는 '부고환'이라는 곳에서 성숙하고, 저장도 됩니다. 이렇게 고환이 정자를 매일 만들고 계속 쌓아두면 어떻게 될까요? 폭발할까요? 아니에요.

고환이 폭발해서 사망한 사람이 있다는 말을 들어봤나요? 콧물을 어쩌다가 쑥 마시면 다시 코로 들어가죠. 그리고 몸 안에서 분해되고 흡수되잖아요. 침도 그렇고요. 정자도 마찬가지예요. 2차 성징기에 처음으로 정자를 많이 만들게 되는데, 흡수나 분해를 하는 수준을 넘어서 정자의 수가 엄청나게 많아지면 어떻게 해야 할까요? 상황에 따라서 몸 밖으로 배출하기도 합니다. 이때 정자를 세포 형태로 내보낼 수 없어요. 그냥 밖으로 나가면 세포가 죽거든요. 그래서 점액질로 감싼 후 내보내는데, 이게 하얗고 미끈거리는(액체 괴물 감촉 정도?) '정액*'이라는 거예요. 2차 레벨 업인 거죠.

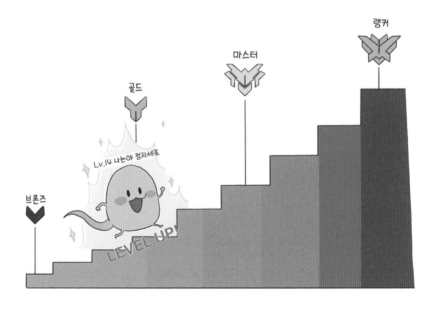

● 정액 : 수컷의 생식관에서 방출되는 액체. 암컷의 난자를 수정시킬 수 있는 정자와 정자가 살아 있도록 해주는 정액질이라는 액체가 포함되어 있다.

정액은 소변이랑은 아주 달라요. 소변은 노랗거나 투명하죠? 정액은 하얗고 미끈거리는 데다 냄새도 독특합니다. 또 소변처럼 음경을 통해서 배출돼요. 상상이 안 되죠? 소변만 나가던 곳에서 다른 액체가 나간다니요. 항문에서는 대변도 나가지만 방귀도 나가잖아요? 그런 거예요.

몽정하는 시기와 마음가짐

성장이 빠르고 컨디션이 좋은 친구들은 11~12세에 정액을 만들어 내보내는 경우도 있어요. 보통은 13~14세에 내보내는데, 20세 전후에 만들어 내보내는 경우도 있습니다. 각자 차이가 있는 거니까 걱정할 필요 없어요. 정액을 몸에서 처음 내보낼 때는 보통 잠이 든 채로 꿈을 꾸다가 내보내는 경우가 많아요. 그래서 '몽정'이라고 합니다. 꿈 몽[夢]이라는 한자예요. 다만 모두가 꼭 꿈을 꾼다거나 야한 꿈을 꾸는 건 아니에요. 억지로 그런 꿈을 꾸려고 노력할 필요도 없어요.

이런 레벨 업의 순간, 몽정을 기대하는 마음으로 기다렸으면 좋겠어요. 우리 나이스하게 엄마나 아빠에게 말하고, 칭찬받고, 인정도 받아봅시다. 몽정이라는 이 기쁜 일을 가족과 공유하는 거예요. 질문한 내용 중에 똥오줌 처리를 못했을 때 부모님께 혼났다고 했는데요. 사실 아기 때는 처음 똥오줌을 쌌을 때 부모님이 기뻐하셨을 거예요. 우리 아기 똥도 잘 싸고 건강하다면서요. 그런데 이제는 똥오줌을 분별해서 처리할 줄 아는 나이가 되었잖아요. 할 수 있는데 하지 않았으니, 그 부분에 대해서 혼나는 거죠.

몽정도 마찬가지예요. 몸에 묻은 채로 혹은 속옷에 묻은 채로 다니거나 아무 말 없이 엄마한테 속옷을 패스하면 엄마가 놀라거나 불쾌할 수 있어요. 엄마 입장에서는 정체불명의 속옷이 날아오는 거잖아요. 그것보다는 잘 정리한 후에 말하는 게 좋겠죠.

가끔 같은 남성으로서 아빠는 몽정을 어떻게 처리했는지 궁금해하는 친구들이 있더라고요. 안타깝게도 아빠는 지금처럼 몽정을 했다고 인정 받거나 칭찬을 받지 못했을 가능성이 높아요. 아빠가 성장하던 시기의 사회 분위기와 성문화는 '다들 알아서 하는 거지' 혹은 '뒤에서 몰래 해야 하는 것'이란 인식이 컸어요. 굉장히 어렵고 힘드셨을 거예요. 지금 시대에 태어난 게 정말 다행이지요?

몽정 후 처리 방법

실제로 새벽에 몽정해서 깬 경우에는 속옷을 처리해야 하잖아요? 정액이 묻어 있으니까요. 어떻게 처리를 하게 될까요? 일부는 혼자서 속옷 빨래를 했을 거예요. 새벽이라 가족들이 깨면 안 되니까 물도 크게 못 틀고, 구석에 쭈그려 앉아서 빨래했겠죠. 귀찮은 사람은 몽정한 속옷을 침대 밑 구석에 처박아 놓거나 창밖으로 던져버린 경우도 있다고 해요. 참 안타까운 일이에요.

몽정을 했다면 속옷을 그대로 벗어서 물로 한 번 헹군 후에 물기를 짜주세요. 허벅지나 다리에도 조금 묻을 수 있는데 이것도 닦아 주고요. 속옷을 물로 헹구지 않아도 되는데, 그럴 거면 정액이 흘러내리지 않도록 두세 번 접으세요. 정액도 액체라서 다소 끈적임은 있지만 흘러내리기도 합니다. 그걸 부모님 중 말하기 편한 분에게 가지고 가세요. 그리고 말하세요.

"엄마, 나 레벨 업했어!" 또는 "아빠, 몽정이란 걸 드디어 한 것 같아요!"

이제 몽정은 언제, 어떻게 하는지 그리고 왜 하는 건지 알았지요? 숨길 이유가 딱히 없죠? 당당합시다. 숨지 말아요. 그걸 혼자 처리하는 게 얼마나 비참한데요. 다만, 모두의 앞에서 말할 것은 아닌 거 알죠? 몽정처럼 성에 대한 이야기를 들으면 불편해하는 사람이 있을 수 있으니 서로의 은밀한 이야기를 털어놓을 수 있는 친밀한 사람과 있을 때만 이야기를 나누기로 해요!

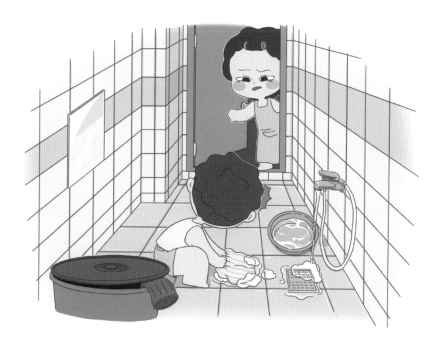

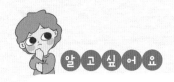
몽정했는지 모르고 넘어가면 어떡해요?

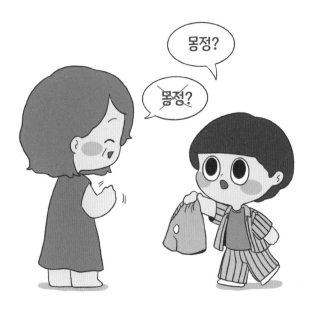

"엄마가 몽정하면 선물을 사준다고 하셔서서 기대 중이에요!
근데 제가 산타 할아버지를 놓치듯이 몽정인지 모르고 놓치면 어떡해요?
어느 날에는 운동하고 와서 보니 속옷에 흰색의 뭔가가 묻어서
엄마에게 말씀드렸는데 아직 아니래요.
무엇부터가 진짜예요? 자세히 설명해 주세요!"

그렇죠. 저도 아직 산타 할아버지 찾고
있어요. 한 번도 실제로 못 봤거든요.
어딘가 계실 텐데 말이죠.

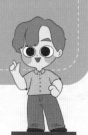

우리가 산타 할아버지는 매번 놓칠 수 있겠지만, 몽정은 오히려 놓치는 게 더 어려워요. 자다가 나도 모르게 소변을 보거나 대변을 보면 모르고 넘어갈 수 있을까요? 방귀를 뀌려고 했는데 그만 실수로 설사가 나와버렸어요. 그걸 모르고 넘어갈 수 있을까요?

앞서 말한 것처럼 정액은 소변보다 더 강렬한 특징을 가지고 있기 때문에 내 몸에서 밖으로 나갔을 때 바로 알아차릴 수 있어요. 그러니 걱정 마세요.

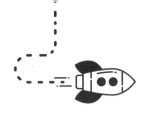

　질문 내용 중 운동한 후 속옷에 조금 묻어 있는 게 있다고 했죠. 양이 손톱의 반 정도도 안 될 정도로 적은 데다 이미 하얗게 말라서 딱딱해져 있었을 가능성이 높아요. 이런 현상은 '유정'이라고 합니다. 몽정보다는 양이 적다는 특징이 있는데요. 깨어 있는 상태에서 발기되고 정액이나 쿠퍼액이 소량 흐른 것입니다. 쿠퍼액은 정액이 많이 나오기 전에 소변이 지나간 길을 중화해(닦아 주는) 주는 액체예요. 소변이랑 정액이 같은 길을 통해서 지나가는데 소변이 남아 있다가 정액과 만나면 좋지 않아서 그래요.

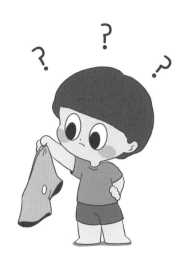

　유정은 보통 아침에 발기가 되거나 운동을 격하게 할 때 겪는 경우가 많아요. 간혹 소변볼 때 마지막 즈음에 살짝 끈적하게 나오기도 해요. 나도 모르게 정액을 만들 수 있는 능력이 생기고 있다는 신호이자 몽정하기 전 레벨 업의 징조라고 생각하면 돼요.

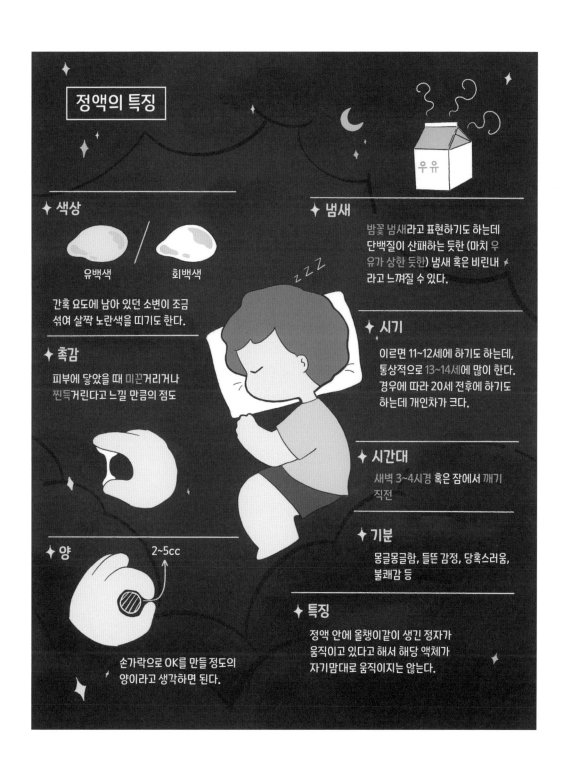

정액의 특징

✦ 색상

유백색 / 회백색

간혹 요도에 남아 있던 소변이 조금 섞여 살짝 노란색을 띠기도 한다.

✦ 촉감

피부에 닿았을 때 미끈거리거나 찐득거린다고 느낄 만큼의 점도

✦ 양

2~5cc

손가락으로 OK를 만들 정도의 양이라고 생각하면 된다.

✦ 냄새

밤꽃 냄새라고 표현하기도 하는데 단백질이 산패하는 듯한 (마치 우유가 상한 듯한) 냄새 혹은 비린내라고 느껴질 수 있다.

✦ 시기

이르면 11~12세에 하기도 하는데, 통상적으로 13~14세에 많이 한다. 경우에 따라 20세 전후에 하기도 하는데 개인차가 크다.

✦ 시간대

새벽 3~4시경 혹은 잠에서 깨기 직전

✦ 기분

몽글몽글함, 들뜬 감정, 당혹스러움, 불쾌감 등

✦ 특징

정액 안에 올챙이같이 생긴 정자가 움직이고 있다고 해서 해당 액체가 자기맘대로 움직이지는 않는다.

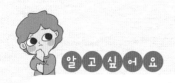
몽정한 걸 정말 부모님에게 가져가도 될까요?

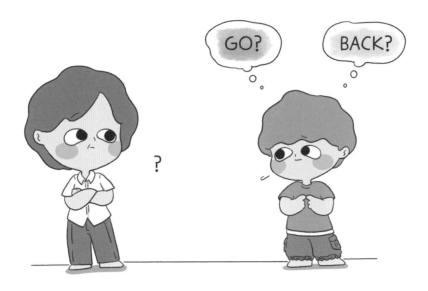

"몽정한 걸 정말 엄마에게 가져가도 괜찮을까요?
혼날 수도 있지 않나요? 어쨌든 이물질인데요.
저희 엄마는 타협이 안 되는 스타일인데 괜찮을까요?
그냥 던지고 패스해도 되나요?"

매번 가져가면 혼날 수도 있어요. 매일 부모님에게
본인의 배변 활동 상태를 이야기하고, 같이 보자고
변기로 끌고 가면 좋은 말은 못 듣겠죠?

하지만 첫 순간은 다르답니다. 첫 순간은 설레고 기쁜 마음이 드는
경우가 많죠. 학교에 처음 입학할 때나 매 학년 새롭게 반이 바뀔 때
등 처음이기 때문에 설레고 다소 들뜬 긴장감이 있잖아요.

몽정의 시작도 건강하다는 증거이며, 부모님에게는 좋은 순간이에
요. 그러니 당당했으면 좋겠어요.

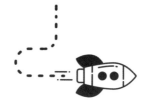

　사실, 이건 부모님들의 속마음인데요. 아이가 뭉정한 걸 가져오길 기대하는 분이 많아요. 엄마, 아빠도 부모 역할이 처음이잖아요. 형제를 많이 키워 보셨다고 해도 '나'를 키우는 건 또 처음이고요. 많은 부모님이 설레는 마음으로 우리 아들이 이런 순간을 맞이하길 기다리고 계세요. 왜냐하면 아이의 첫 순간은 항상 기적과 같고 빛나는 순간들이니까요. 처음 아이가 태어나 나에게 와주었을 때, 태어나서 소리 내어 울며 눈이 마주쳤을 때의 벅찬 감동은 잊을 수 없다고 해요. 엄마, 아빠 손바닥보다 훨씬 작은 아이의 손이 엄마, 아빠의 손가락을 부여잡았을 때 무한한 책임감도 느끼고요. 조금 더 커서 아이가 "엄마, 아빠"라는 말을 하면 많은 부모님은 우리 아이가 천재라고 생각하기도 해요. 대변을 보고, 소변을 보면 우리 아이의 대변은 냄새도 향기롭고, 색깔도 참 예쁘다고 하시기도 하고요.

　걸음마 알죠? 아기가 계속 기어 다니기만 하다가 처음으로 의자나 소파 등을 부여잡고 걸음마를 떼면 부모님이 어떻게 반응할까요? 기뻐하시겠죠? 어떤 부모님이 아이 등짝을 때리면서 "기어 다녀! 어디 벌써 걸으려고 해!"라고 하시겠어요? 부모님 입장에서는 아이의 성장과 건강을 확인하면서 안도감을 느끼고 기쁨을 느껴요.

그런 부모님이 어떻게 처음 몽정한 아들을 혼낼 수가 있겠어요. 걸음마는 1년짜리 미션이라면 몽정은 최소 11년 이상 걸리는 장기 미션이거든요. 그래서 보상도 크고, 칭찬도 더 클 거예요. 걱정하지 마세요.

본인이 만약 벌써 담배를 피우고, 술 마시고, 매일 밤새우고 기준 없이 막 생활하면 이렇게 몽정이 시작되기 어려울 수 있어요. 몽정했다는 것 자체가 본인이 그동안 건강하게 잘 살아왔음을 증명하는 거예요. 그냥 살아온 것이 아니고 '잘' 살아왔다는 말이죠.

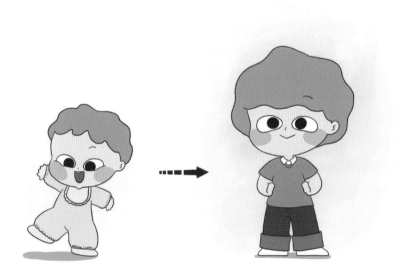

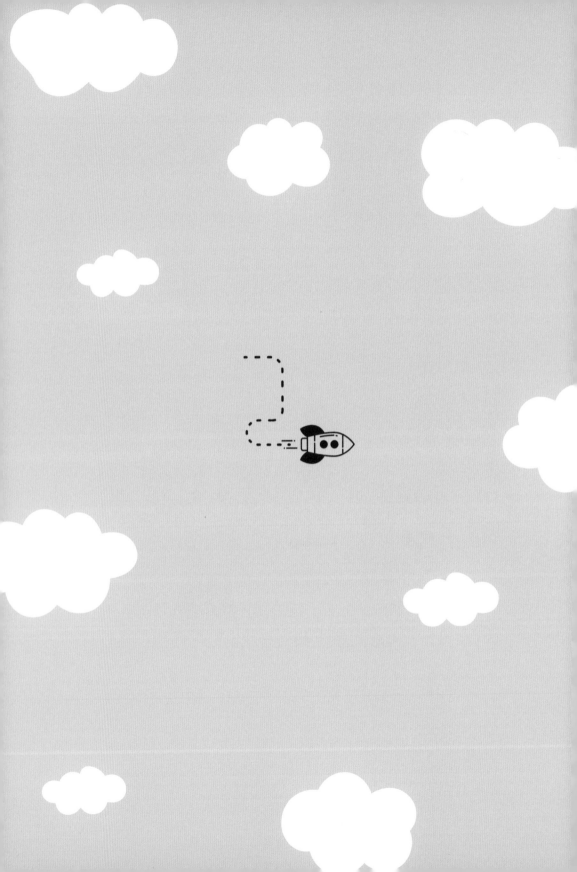

PART. 2

이게 사춘기일까요?

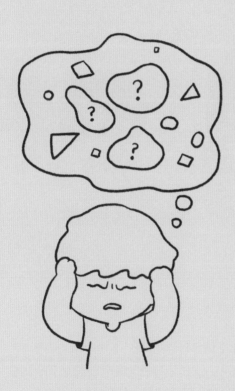

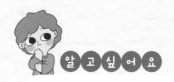
억울해요! 태양이 왜 뜨는 거죠? 지가 뭔데!!

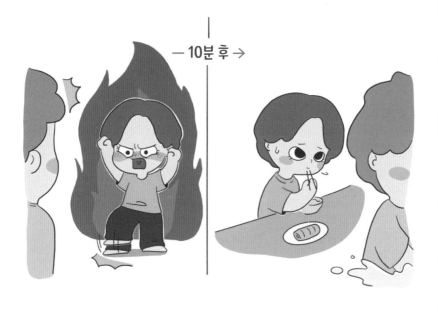

"요즘 일어나면 저도 모르게 화가 나요. 그래서 엄마한테 소리를 막
지르는데 10분 후면 평온해져요. 그러고 나면 엄마한테 많이 미안해요.
저도 그러고 싶지 않은데 그게 조절이 안 돼요.
저도 제가 아닌 거 같고 뭔가 억울한 기분이 들어요!"

초등학교 저학년 때, 학원에 가기 싫은 날이 있었나요?

하고 싶지 않은 일을 해야 할 때가 있었나요?

그때 당시 감정이 어땠나요?

그때 본인이 했던 말은 뭐였을까요? 아마도 '짜증 나고 싫다. 안 가면 안 되나?' 정도의 마음이었을 거예요. 그런데 요즘은 어떤가요? '왜 나만 가야 해? 왜 또 가야 해? 왜 내가 이 시간에 일어나야 해? 억울해!' 이런 감정이 드나요?

그렇다면 사춘기에 접어들었다고 볼 수 있어요. 축하드려요!

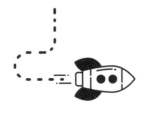

'몸의 변화에 집중한 2차 성징'이라는 말이 있어요. '감정과 생각, 인성과 성격에 집중한 사춘기'라는 말이 있고요. 2차 성징과 사춘기는 겹치는 부분이 많이 있기도 하지만 서로 다른 영역이 있어요. 지금 우리가 알아야 할 지점은 사춘기예요. 사춘기는 생각과 감정이 시시때때로 변화하며 성장해 나가는 시기예요. 신기하게도 남성들은 이 시기 때부터 '억울함'을 많이 느끼고 그런 감정을 자주 표현하더라고요. 사실상 남성 사춘기의 핵심 감정은 '억울함'이라고 할 수 있어요. 궁금하면 아빠나 남자 선생님께 질문해 보세요. 요새 억울한 거 정말 하나도 없으시냐고요. 그러면 아마 깜짝 놀라면서 바로 한두 개쯤은 말씀하실 거예요. 모두 그런 것은 아니지만 남성적 존재가 되어가면서부터는 평생 억울한 존재라고 생각하게 되는 면이 있는데, 남성들이 이런 경향을 보이는 것 또한 자연스러운 현상입니다.

사람마다 차이는 있지만 사춘기 시기에는 성장호르몬과 남성호르몬 그리고 여성호르몬이 예전보다 많이 분비됩니다. 다만 불규칙하게 분비되는 경우가 많다 보니 나도 모르게 왈칵 억울함이라는 감정이 드는 경우가 생기지요. 쉽게 말하면 내 잘못이 아니에요. 몸이 시켜서 그런 감정이 드는 거예요. 48시간 정도 굶으면 몸이 괴로우니까 감정도 예민해지고 짜증나게 되죠? 몸과 마음은 분리하기 어려우니까요. 그래서 심한 경우에는 아침마다 뜨는 태양을

원망하기도 하고 본인의 이름이 갑자기 싫어지는 경우도 있더라고요.

그런데 이런 현상을 좋지 않다고 봐야 할까요? 수많은 감정이 있으니 우리가 행복함도 느끼는 거 아니겠어요? 이제 억울하다는 감정이 드는 이유를 알았기 때문에 생각보다 감정의 무게가 가벼워질 거예요.

화가 나면 내가 왜 화났는지 원인을 종이에 하나씩 다 써 보세요. 써 놓고 보면 '별거 아니네' 하고 넘어가게 되거든요. 감정은 일단 이렇게 가볍게 정리하고요, 좋은 점에 집중합시다. 호르몬들이 이렇게 다양하게 분비되면 키가 자라거나 2차 성징들이 나타나기 시작해요. 어른이 되어가는 과정이죠. 성격도 나 스스로 만들어 나갈 수 있고요.

자, 지금까지는 태어난 대로 살았다면 이제는 내가 바라는 내 모습대로 살아볼까요?

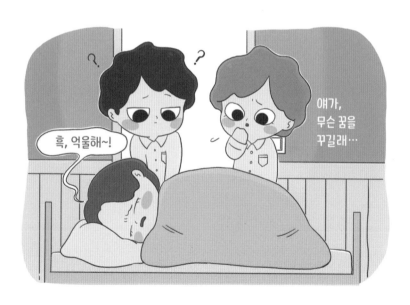

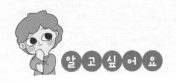

사춘기 vs 갱년기, 누가 더 힘든가요?

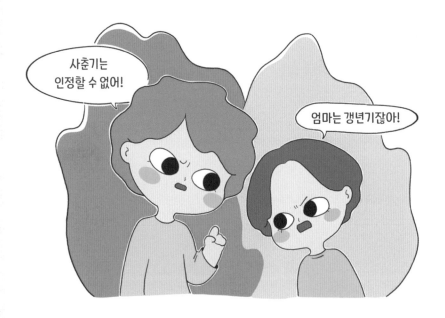

"엄마가 우리 집은 사춘기를 절대 용납 안 한대요. 억울해요!
자기는 갱년기라고 가까이 오지 말라고 해놓고…
갱년기는 약도 있다면서, 엄마는 아픈 거라서 환자래요.
저는 사춘기가 더 셀 거 같은데… 어떻게 하면 이길 수 있죠?"

전쟁을 끝내는 가장 좋은 방법이 뭘까요?

협박하기?

무력으로 제압하기?

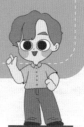

아니에요. 동맹을 맺는 거예요. 서로 동맹을 맺고 평화롭게 살아가면 희생도 불행도 없을 거예요. 꼭 제압한다는 틀에서 벗어나면 편안해요.

개인 차이는 있지만 45~55세 정도에 몸과 마음을 힘들게 하는 갱년기가 부모님께 찾아올 수 있어요. '과연 이 갱년기와 사춘기 중에 어떤 게 더 힘들까?'라고 비교해서 생각하면 사춘기를 앞둔 본인의 입장에서 손해 본다는 생각이 들 수 있어요. '사춘기가 당연히 더 힘들어!'라고 말이죠.

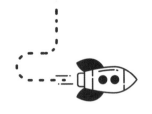

이런 상황이면 정말 억울할 수 있어요. 저는 사춘기가 더 어렵다고 생각해요. 힘든 건 사춘기나 갱년기나 마찬가지예요. 몸도, 마음도 다 힘들어요. 그런데 사춘기는 성적인 존재로서 처음 겪는 큰 파도와 같아서 모든 게 다 새롭고 버거워요. 파도를 한 번 타봤으면 다음번에는 좀 낫잖아요? 갱년기는 성적인 존재로서 두 번째 파도라고 볼 수 있어요. 그래서 힘든 건 비슷하게 힘든데, 사춘기가 더 풀어내기 어려울 수 있다고 생각해요. 처음은 누구나 힘든 법이니까요.

매일 같이 살아야 하는 엄마와 이 문제를 어떻게 풀 수 있을까요? 혹시 '해님과 바람'이란 동화를 아나요? 해님과 바람이 나그네의 겉옷을 먼저 벗기는 내기를 했어요. 바람은 세게 입김을 불어 나그네의 옷을 억지로 벗기려고 했어요. 해님은 따뜻한 햇볕을 비추어 온도를 올려 나그네 스스로 겉옷을 벗도록 했지요. 둘 중 누가 더 현명한가요?

앞에서 전쟁을 끝내는 가장 좋은 전략은 적과의 동맹이라고 했잖아요. 부모님과 동맹을 맺는다는 생각으로 부모님께 말을 건네 보세요. 동맹을 맺으려면 따뜻하고 좋은 말을 해야겠죠? 부모님은 분명히 다정하게 다가오실 거예요. 게다가 엄마와 아빠는 적이 아니라 가족이잖아요.

내 사춘기를 먼저 이해 받으려고 하지 말고, 갱년기에 들어선 엄마와 아빠의 편을 들겠다고 말해 보세요. "나는 엄마, 아빠가 이유 없이 우울하다, 서운하다, 화난다, 더우니까 가까이 오지 말라고 말해도 엄마, 아빠의 편이 될 거예요."라고요. 부모님과 나의 공감대*가 생기고 같은 편이 되면 그때부터는 가족끼리 싸우는 게 아니라 세상과 싸우면 돼요. 호르몬과 함께 싸우면 되는 거예요.

"엄마랑 나랑 둘 다 환자네. 갱년기 환자, 사춘기 환자. 모두 호르몬 때문에 힘든 거잖아. 환자는 아프고, 아프면 힘들고, 힘들면 쉬어야 하니까 우리 하던 거 잠시 접고 쉬는 게 어떨까?" 이렇게 말한다면 아마 부모님이 대견하다고 어깨를 두드려 주실 거예요. 이런 현명한 전략을 추천합니다!

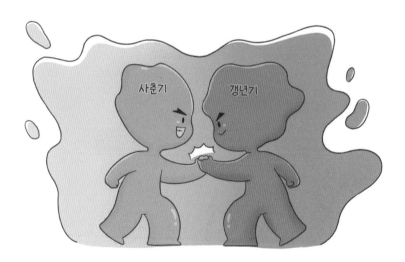

● 공감대 : 같은 마음과 생각을 느끼는 부분

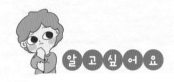

샷건 치는 삶, 나는 문제 있는 애인가요?

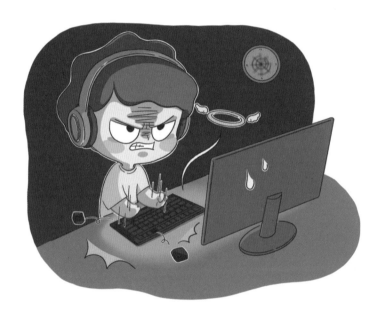

"요즘 게임하다가 책상에 샷건을 내려치는 일이 많아졌어요.
게임을 한 번에 오래할수록 더 그러는 것 같아요.
저, 원래 인성에 문제가 있는 애일까요?
이런 일이 반복되니까 요즘은 좀 괴로워요."

감정은 학습된다고 해요.

첫인상이 좋았거나, 함께 있을 때 즐겁게 지냈던

사람을 다시 만나면 기분이 좋죠?

내가 가장 좋아하는 공간이나 계절이 있다면 그 공간과 계절을 상상하는 것만으로도 기분이 좋잖아요. 이런 경우도 생각해 보세요. 만약 A라는 나라의 사람을 7명 만났는데 7명이 다 불편하고 별로였어요. 다음번에 만난 사람이 A 나라에서 왔다고 자기소개를 한다면 썩 유쾌한 감정이 들지는 않겠죠?

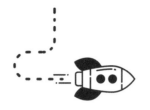

사춘기 시기에 감정 사용법을 익히는 것이 평생의 행복감을 좌우할 수도 있어요. 공포, 분노, 기쁨, 슬픔, 혐오 등 모든 감정을 쌓아두고 참기만 하면 좋지 않아요. 그렇다고 무조건 표현하는 것도 좋지도 않아요. 자제력을 잃은 감정의 발산은 감정을 삭이는 것이 아니라 내재한 감정의 원형을 잠시 가릴 뿐이고, 때로는 더 강렬해지기도 하거든요.

내면˙의 감정이 외면으로 확장되는 일반적인 경우도 있고, 외면˙에서 내면으로 침투하는 경우도 있어요. 속마음에서부터 편안하고 행복해서 나오는 행동이 좋을 수 있지만, 항상 속마음이 편안하고 행복할 수는 없으니까요. 행복해지는 행동을 하면서 편안하고 행복한 마음을 만들어보면 좋겠어요.

자신을 행복하게 하는 행동

- 아침 햇살을 보면서 춤을 추든 기지개를 켜든, 큰 의미 없지만 기분 좋아지는 동작 해보기
- 거울을 보며 소리 내어 웃기, 크게 웃는 표정 짓기, 조금씩 다른 100가지 미소 지어보기

● 내면 : 속마음
● 외면 : 주변 환경이나 행동

자신을 불행하게 하는 행동

- 눈앞의 물건들을 마구 던지거나 책상 내려치기
- 상대방을 이길 때까지 게임하기
- 상대를 지배하고자 하는 마음으로 게임의 승리에 집착하기

한 가지 더 팁을 드릴게요. 부정적인 생각이 드는 이유를 하나하나 소리 내 말해 보세요. 막상 그 이유를 알면 금방 사라지는 경우가 많아요. 반대로 긍정적인 감정은 굳이 이유를 찾지 않아도 돼요. 여행은 가서도 좋지만 가기 전에 오히려 더 설레기도 하잖아요. 막연한 기대나 원인 모를 긍정적인 감정은 오래도록 나를 행복하게 해주기도 하거든요.

몸을 잘 쓰면서 마음도 잘 쓰는 순간들로 사춘기를 행복하게 이겨냈으면 좋겠어요. 우리가 웃을 때 사용하는 근육들은 뇌와 연결되어서 행복감을 가져다준다고 해요. 웃는 근육과 뇌가 한 그 약속, 우리 함께 해봅시다.

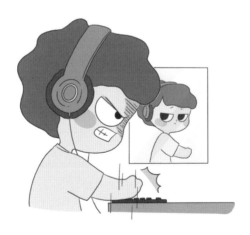

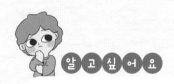

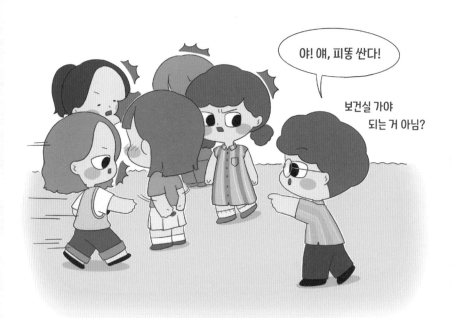

"학교 점심시간에 여자애들이 모여 있는 걸 봤어요.
근데 치마 입은 친구 다리에 피가 흐르더라고요. 엉덩이에도 묻어 있고요.
너무 놀라서 '얘, 피똥 싼다! 빨리 보건실 데려가!'라고 말했거든요.
근데 여자애들이 몰려와서 제 등짝을 사정없이 때렸어요.
제가 뭘 잘못한 건가요? 그 여자애는 치료를 받았을까요?"

하하하! 웃어서 미안해요.
저도 어린 시절, 따뜻하면서도 따가운 엄마의 손길을
많이 느껴봐서 웃음이 났어요.

여성의 몸에 대해서 잘 모르기 때문에 이런 상황이 종종 발생합니다. 그 여자아이는 어디가 아팠던 것이고, 나는 어떻게 했어야 좋았을까요?

일단 그 여자아이는 피똥을 싼 게 아니에요. '월경'을 한 거예요. '생리'라고 표현하기도 하죠. 월경˙은 항문에서 나오는 피똥과 다르게 여성 신체 중 질을 통해 피가 배출되는 현상이에요. 월경은 임신하기 위한 준비 과정이라고 보면 돼요.

● 월경 : 성숙한 여성의 자궁에서 주기적으로 출혈하는 생리 현상. 임신하지 않는 경우 호르몬 분비가 감소하기 때문에 자궁 속막이 벗겨져서 일어난다. 보통 12~17세에 시작하여 50세 전후까지 계속되는데 임신 중이나 수유기를 빼놓고는 평균 28일의 간격을 두고 3~7일간 지속된다.

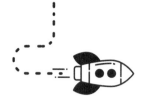

월경은 임신을 위한 준비

남성에게는 고환이 있고, 고환에서 정자를 만들어 내지요. 여성에게는 난소라는 곳이 있고, 이곳에서 매달 한 번 1개의 난자를 만들어 냅니다. 이렇게 난자를 만들어 내보내는 과정을 '배란'이라고 해요. 이렇게 배란된 난자가 성관계를 통해 정자와 만나게 되면 '수정란*'이 만들어져요. 이게 자궁에 잘 안착하면 나중에 아기의 초기 모습인 태아가 되는 거예요.

수정란의 크기는 지름 0.2cm로 아주 작아요. 작고 소중하죠. 수정란이 자궁에 잘 자리 잡으려면 여성의 몸은 자궁점막이라는 부분을 부드럽고 두껍게 만들어요. 쉽게 말해서 아기를 위한 부드럽고 두꺼운 침대를 만들어 주는 거죠. 안전하게 클 수 있도록 돕는 준비를 미리 하는 거예요. 그런데 한 여성이 아이를 매달 낳거나 몇 천 명씩 낳지 않잖아요. 난자는 24시간 정도 생명력을 유지하다가 정자랑 만나지 못하면 죽게 돼요. 남성들도 정자를 만들지만 몸에 흡수를 시키거나 몽정 등으로 배출하는 것처럼요.

언젠가 태어날 아기를 위해 자궁을 항상 두껍게 만들어 놓고 살 수는 없잖아요. 계속 자궁 안쪽이 두꺼워지는 것도 곤란하겠죠? 콧구멍 안에 점점 털이 많아져서 막혀버리면 숨을 못 쉬는 것처럼요.

● 수정란 : 정자의 핵과 난자의 핵을 합쳐서 형성한 것 [네이버 지식백과]

두꺼워진 자궁점막이 필요 없어지면 자궁벽에서 떨어져 나가게 돼요. 자궁점막이 떨어지면서 출혈이 발생하고, 탈락한 자궁점막과 피가 질을 통해 배출되는 것이 월경입니다.

월경의 통증

이런 월경의 과정들이 쉽고 상쾌할까요? 사람마다 다르지만, 통증을 동반하는 경우가 많아요. 팔뚝이 벽에 쓸려서 피가 나도 아픈데, 몸 안에서 살이 벗겨지고 피가 나는 거니까 얼마나 힘들고 아프겠어요. 월경은 하루 안에 혹은 한 번에 끝나는 게 아니에요. 통증 역시 길면 일주일 정도 가기도 해요. 콧구멍에 이물질이 꼈을 경우 손으로 한 번에 훅 빼면 편하잖아요. 그런데 손가락으로 배 안의 자궁점막을 처리하는 건 불가능하죠. 청결이나 위생상 그래서도 안 되고요. 조금씩 규칙적으로 배출되어야 하다 보니 일정 기간 고통을 견딜 수밖에 없어요. 또 월경은 보통 11~14세에 시작해서 거의 매달, 30년 동안 이어져요. 더 길 수도 있죠. 오랫동안 불편함을 참아내야 해요. 월경을 시작하면 시험 기간이라고, 수영장 가는 날이라고 알아서 멈추거나 미뤄지지 않아요. 만약 설사가 계속 새서 기저귀 차고 살아가야 한다면 어떨까요? 월경은 그런 느낌 이상으로 힘들고 괴롭다는 거죠.

피똥과 월경은 아프다는 공통점이 있지만, 동시에 남들 앞에서 언급하기에는 다소 창피할 수 있다는 공통점도 있어요. 결국 본인이 친구들 앞에서 소리치는 것은 상대방에게 창피함 혹은 수치심을 줄 수 있는 행동이었던 거예요.

물론 치료를 받도록 돕기 위해서 한 부분은 잘했어요. 그런데 그렇게 소리치는 것보다는 그 여자아이와 어울리고 있는 주변의 다른 여자아이에게 조심스럽게 말해 주었다면 좋았을 거 같아요. '네 친구가 피를 흘리는 거 같은데 도와줘.'라고요.

월경은 그 자체가 생명을 위하는 과정입니다. 남성 입장에서 머리로는 이해할 수 있어도 완전한 공감은 하기 어려워요. 생명을 내 몸 안에서 만들고 키워낼 수 있다는 생각 그리고 그 책임에 대한 두려움과 막연함을 느끼는 여성이 많습니다. 경이로운 과정에 대해 숭고한 태도로 고마움을 느끼고 배려해 주세요. 이번에 겪었던 상황을 다시 겪게 된다면, 주변의 여자친구가 이런 곤란한 상황을 겪고 있고 본인이 먼저 알아차렸다면 말없이, 티 안 나게 옷으로 가려주는 매너를 보이면 어떨까 합니다!

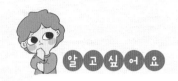
알고싶어요

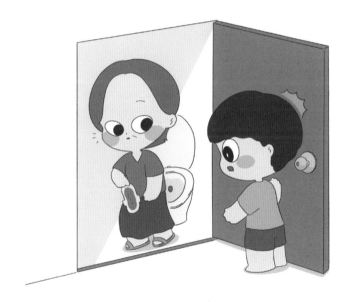

우리 엄마도 해요? 몸이 아픈 걸까요?

"초 4예요. 가끔 엄마의 생리대 심부름을 했어요.
전 그냥 마스크 같은 건 줄 알았어요. 기저귀 같이 생겼지만요.
어느 날, 생리대를 갖다 드리고 나서 할 말이 있어서 다시 화장실 갔어요.
그런데 엄마가 몸에 있던 생리대를 떼는데 피가 엄청 묻어 있더라고요.
여자들이 생리한다는 건 들었는데, 엄마가 할 줄은 몰랐어요.
아기도 안 낳는데 왜 하는 거예요? 혹시 우리 엄마, 암은 아닐까요?"

그렇죠. 여성들이 하는 건 이해가 되는데
엄마가 하는 건 선뜻 공감이 안 가죠?
맞아요. 엄마는 우리에게 좀 다른 존재죠.

엄마는 그냥 엄마니까요. 태어나기 전부터 함께했고, 힘들 때 의지했고, 걷는 것부터 먹고 말하는 것까지 다 엄마에게 배웠잖아요. 그리고 아직도 엄마에게 하나하나 허락 받아야 하는 게 꽤 많아요. 엄마라는 존재와 역할은 참 깊고 복잡해요. 집안을 통솔하는 강력한 지도자이기도 했다가, 위로해 주는 상담가이기도 했다가, 요리사이기도 했다가, 돈을 담당하는 가정의 재무부 장관이기도 하지요.

그래서 엄마의 그 많은 부캐(부캐릭터)들 중에 여성도 있음을 간혹 잊고 사는 것 같아요. 엄마는 엄마이기 전에 여성이잖아요. 여성이기 전에 소녀이기도 했고요.

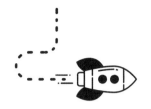

엄마는 과거에 소녀에서 여성이 되는 성적인 변화를 겪었어요. 그런 후에 아빠와 만나 결혼을 했고 여러분이 태어났죠. 여러분이 태어나기 위해 성관계와 임신이라는 과정을 거쳤고, 월경을 한 달에 한 번씩 겪어 오셨어요. '나를 낳기 위해서 필요할 때 한 번만 하면 되지 않나?', '왜 매달 해서 아픈 거야?', '이제 나를 낳았으니 안 해도 되지 않나?'라고 생각할 수 있어요.

그런데 월경을 하는 건 여성들이 개인의 의지로 바꿀 수 없어요. 여성의 몸에서 일어나는 자연스러운 현상이니까요. 그렇기 때문에 월경을 매달 해오신 거고, 건강상 큰 문제가 없는 한 앞으로도 월경을 하실 거예요.

엄마가 월경을 계속했기 때문에 내가 태어난 거예요. 물론 엄마도 나를 만날 줄은 모르셨고, 오로지 나를 낳기 위해서 월경을 해왔다고 할 수는 없겠지요. 하지만 월경이 없었으면 나라는 존재는 이 세상에 없었겠지요.

이쯤에서 뭔가 느껴지는 게 좀 있지 않나요? 어머니가 월경한다고 생리대 가져다 달라고 하시거나 아프다고 하시면 내가 나온 엄마의 배를 따뜻한 손으로 한 번 문질러 드리세요. 따뜻한 물이나 달달한 음식을 드려 보면 어떨까요. 고맙기도 하고 미안하기도 한 엄마를 위해서요.

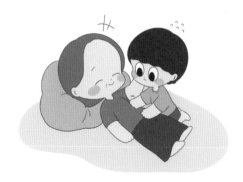

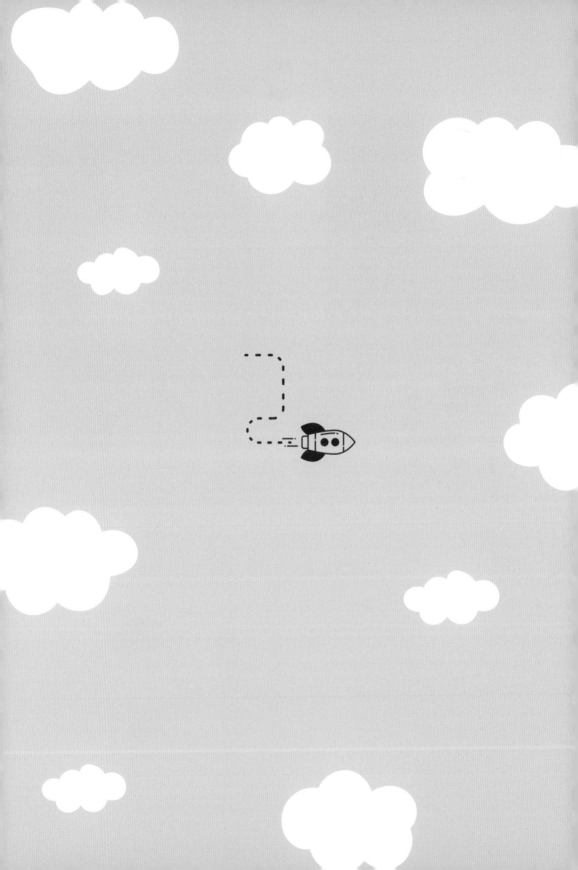

PART. 3

SEX? 성?
그게 그거 아닌가요?

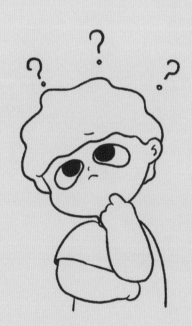

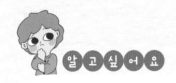

노잼, 불편, 극혐 3종 세트!
성교육은 왜 이렇게 자주 해요?

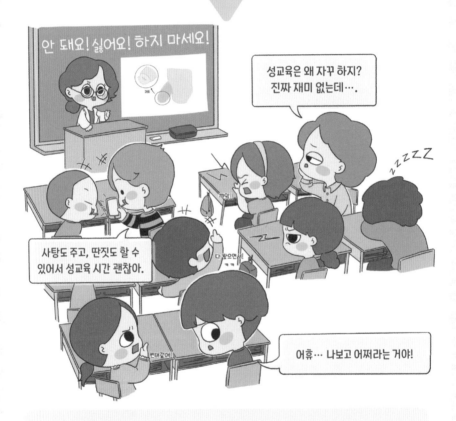

"성교육 선생님은 왜 항상 여자예요? 저는 남자인데,
같은 반 여자애들이랑 한 공간에 있어서 듣기 불편해요.
선생님 얼굴만 쳐다봐도 애들이 변태라고 소리질러요.
게다가 성교육은 재미없는데 왜 이렇게 자주 하는 거예요?"

그림에 공감하나요? 저도 공감해요. 저도 초등학교 때 비슷한 상황을 겪었거든요. 아직 성교육을 하는 데에 현실적인 제약이 좀 있는 거 같아요.

많은 기관과 선생님들이 노력하고 있지만, 여러 현실적인 제약들이 있어서 아직 성교육에 대한 단점이 보완되지 못하고 있는 것도 사실이에요. 하지만 성교육을 안 할 수는 없어요. 그만큼 중요하기 때문에 그래요. 동시에 집에서 하기 힘들다는 이유도 있어요.

이제 여러분의 몸에는 본격적으로 남성, 여성으로서의 생물학적 특성이 나타나는 시기가 되었어요. 신체적, 정신적으로 많은 변화를 겪게 되지요. 어렸을 때 밥 먹기, 배변하기 등을 배웠던 것처럼 이제 성교육을 해야 할 순서가 된 거예요. 게임에서 조작법과 스킬을 배우는 튜토리얼을 할수록 플레이가 능숙해지죠? 몸을 이용한 세상에서 가장 재미있는 놀이, 바로 '인생살이'를 위한 튜토리얼을 함께 시작한다고 생각하세요!

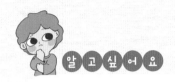
복도에서 누가 Sex(섹스)라고 외쳐요!
더럽고 불결한 거 아닌가요?

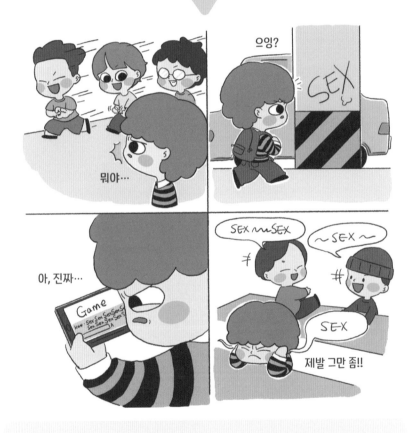

"요즘 섹스라는 말을 많이 보고 들어요. 게임을 할 때도 그렇고요.
친구들도 자꾸 이야기해요. 어쩐지 더럽고 추악한 느낌이 들어요.
섹스는 더럽고 불결한 거 아닌가요?"

성(sex)에 대한 첫 이미지는 어때요?

이 단어를 보거나 들으면 느낌이 좋지는 않죠?

당황스럽거나 놀라기도 할 거예요.

왠지 더럽거나 불쾌한 기분이 드는 건 본인만 그런 건 아니에요. 저도 그랬고, 많은 사람이 과거에도, 현재에도 같은 일을 겪고 있어요.

그런데 생각해 보세요. 우리가 모두 비슷한 생각을 나도 모르게 하고 있잖아요? 이걸 혼자 끙끙 앓으면서 이야기 나누지 못할 이유가 있을까요? 자라면서 반드시 거쳐야 할 경험이고, 누구도 잘못한 게 아니잖아요.

숨을 필요 없어요. 지금은 시대가 많이 바뀌었거든요. 성이나 섹스라는 단어가 낯설고 불쾌하게 들릴 수 있지만, 제대로 알고 나면 그렇지 않을 거예요. 오히려 은밀하게 숨기고 감추는 게 문제가 되는 경우가 더 많답니다. 제가 잘 이해할 수 있도록 차근차근 설명해 줄게요.

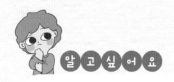

섹스? 성? 성관계? 도대체 뭐가 다른 걸까요?

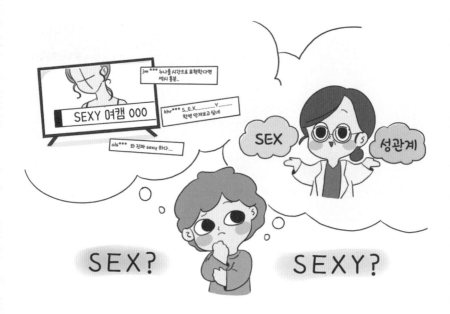

"성교육 수업마다 Sex(섹스)라고 하기도 하고
성관계라고 하기도 하는데, 뭐가 맞는 건지 헷갈려요!"

성교육 혹은 성폭력 예방교육 수업을 할 때
'섹스, 성, 성관계' 등으로 표현할 거예요.
크게 차이는 없어요.

　'성'을 영어로 바꾸면 'sex', 한자로 바꾸면 '性'이에요. 한글로 '섹스', '성관계'라고 하기도 해요. 같은 표현으로 이해해도 좋아요.

　가장 기본적인 의미는 남성과 여성 등 성별을 구분하는 생물학적 표현이에요. 여권에도 성별이 기재되어 있잖아요. 여권이 있는 분에게 부탁해서 한번 확인해 보세요. Sex라는 칸에 F* 혹은 M이라고 써 있을 거예요.

● 여성은 Female의 F를, 남성은 Male의 M을 표기한다.

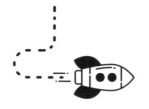

우리가 생물학적으로 남성이거나 여성인 것은 당연한 거죠? 그게 창피해할 일은 아니죠? 정말 Sex가 더럽고 불쾌한 것이라면 전 세계 사람들의 신분증인 여권에 쓰여 있으면 안 되겠죠? 어떤 사람도 공항에서 직원에게 여권을 보여 주며 고개를 숙이고 창피해하지는 않잖아요.

섹스에는 생물학적 성별을 표현하는 의미 이외에 다른 뜻도 있어요. 자, 선생님과 학생 관계에서 악수하고 하이파이브하는 정도의 스킨십은 어때요? 이상해요? 자연스럽죠? 그러면 부모님과 자녀 사이에 포옹하거나 뽀뽀하는 건 어때요? 안 해도 되지만, 해도 이상하게 보이지는 않죠? 마지막으로 아빠와 엄마는 부부죠? 부부라는 관계는 일반적으로 쉬운 것일까요, 아니면 특별한 걸까요? 아주 특별해요. 엄마와 아빠는 수년간 전혀 다른 인생을 살다 만나셨어요. 사랑이라는 감정이 생겼고, 각자의 부모님과 가족에게 인사한 후 결혼식을 올리면 법적으로 부부가 되었다고 신고할 수 있어요. 장례식과 결혼식이 있는 이유는 사람이 태어나고 죽는 것도 중요하지만, 결혼이라는 사건이 생명 탄생과 죽음만큼 중요하기 때문이에요. 엄마, 아빠가 처음 만나서 인사하고, 데이트하고, '사귀자, 사랑한다'라고 표현하고, 결혼하고 혼인신고를 하고 나면 미래를 그리며 소중한 아이를 가지게 돼요.

그 모든 과정의 결과물이 본인이에요. 정말 특별하고, 소중하고, 귀해요. 그래서 우리는 아이를 갖기 위해 하는 행위에 많은 뜻을 담고 싶어서 '관계'라는 말을 사용합니다. '성관계'라는 말은 이렇게 이해하면 좋겠어요.

'소중한 나를 만나기 위해서 엄마와 아빠가 만든 특별한 과정!'

머리가 아플 때 병원에 가서 의사 선생님에게 "뚝배기 아파요."라거나 "대가리가 깨질 것 같아요."라고 말하면 어떨까요? 좋아 보이나요? 아니면 "선생님, 저 머리 아파요."라고 말하는 게 좋아 보이나요? 내가 어떤 말을 반복해서 사용하면 나는 그 말을 사용하는 사람이 되는 거예요. 기왕이면 '섹스(Sex)'라는 말보다는 '성관계'라는 말을 사용하는 걸 추천합니다!

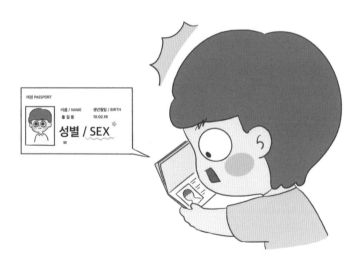

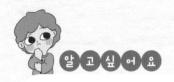
아기는 어떻게 생겨요?
어떤 애들은 Sex해서 생기는 거래요!

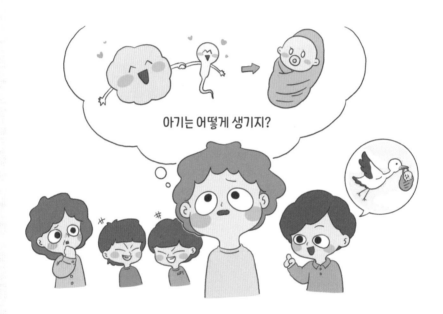

아기는 어떻게 생기지?

"정자와 난자라는 말은 들어봤어요. 하지만 둘이 만나 어떻게
아기가 생기는 건지는 모르겠어요. 제가 주변에 물어보면 애들은
킥킥 웃고, 삼촌은 황새가 물어다 준다고 하고, 엄마는 얼버무려요."

아기는 어떻게 생기는 걸까요?

제가 몇 가지 예를 보여 드릴게요.

정답을 골라 보세요.

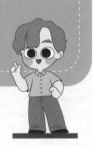

(A) 황새가 물어다 준다.
(B) 다리 밑에서 주워 온다.
(C) 입양한다.
(D) 현질한다.
(E) 포켓몬 잡듯이 아빠 고환을 던진다.

　답은 이 중에 있을까요? 미안하지만 없어요. 앞에서 말한 것처럼 성 관계를 통해서 아이가 생기는 거예요. 아기가 어떻게 생기는지 알기 전에 아기가 어디에서 만들어져서 자라고 태어나는지, 몸에 대한 이해가 필요해요.

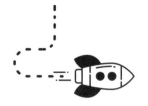

처음 게임을 할 때, 뛰어난 플레이 스킬과 높은 등급에 오르는 방법보다는 일단 키보드, 마우스, 스마트폰 사용법과 접속 방법을 알아야 시작을 하겠죠?

신체 구조와 출산에 대한 이해

엄마들은 집을 두 채 가지고 있습니다. 우리가 살아가는 집이 일단 첫 번째 집이고요. 그보다 더 대단한 게 몸속에 있어요. 남성은 없는데 여성만 배 안쪽에 아기를 키울 수 있는 공간(신체 기관)이 있거든요. 아기를 가진 엄마들은 배가 평소보다 크게 부풀어 오르죠? 그건 엄마들의 배 안에 집이 한 채 더 있어서 그래요.

그 집의 이름은 무엇일까요? '자궁'이나 '포궁'이라는 말을 사용해요. 여기서 궁(宮)은 '경복궁, 창경궁'에 쓰이는 글자와 같은 글자예요. 왕이 살던 곳과 같은 한자를 사용하지요. 우리 엄마가 그 정도로 대단한 클래스인 거 인정? 이곳에서는 수정란*이 착상*하여 분만* 때까지 태아*가 성장하도록 보호하고 영양을 공급하는 기능을 해요.

● 수정란 : 아기의 형태가 만들어지기 전 단계
● 착상 : 임신 초기에 수정란이 자궁의 외벽에 부착하는 과정
● 분만 : 임신 후에 자궁 밖으로 태아를 내보내어 산모의 몸에서 분리시키는 것
● 태아 : 수정된 후 태어나기 전의 아이

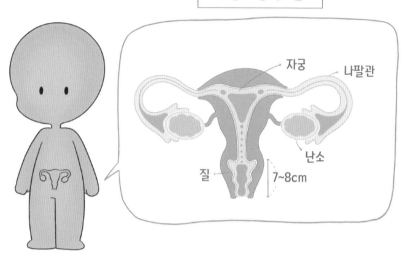

여성의 생식기관

자궁
나팔관
난소
질
7~8cm

　아기가 이곳에서 세상 밖으로 나오는 과정은 어떨까요? 이 과정을 '출산'
혹은 '분만'이라고 표현하는데요. 아기가 엄마의 배를 양손으로 가르며 "아이
언 맨~" 하면서 나오지는 않겠죠?

　출산 방법에는 '제왕절개'와 '자연분만'이 있어요. '제왕절개'는 의사 선생님
들과 간호사 선생님들이 엄마의 배를 절개한 후 자궁을 절개하고 태아를 꺼
내는 수술입니다. '자연분만'은 자궁과 외부를 연결하는 통로인 질을 통해서
아이가 나오는 방법이에요.

　배꼽 밑에 뼈 부분을 주먹으로 살짝 통통 두드리면 소변이 마렵죠? 소변이
모이는 '방광'이라는 기관이 남성과 여성 모두에게 있는데요. 여성은 이 방광
의 조금 위쪽에 '질'이라는 기관이 있어요. 아기가 엄마 배 안에서 세상 밖으

로 나가는 길이라고 이해해도 될 것 같아요. 이 길을 통해서 아기가 미끄럼틀 타듯이 나오게 돼요. 물론 이 과정이 미끄럼틀을 타는 것처럼 재미있는 건 아니겠지요.

제왕절개와 자연분만, 두 가지 방법 모두 대단하고, 동시에 굉장히 힘들어요. 제왕절개를 할 때는 척추 혹은 전신을 마취해야 할 만큼 통증이 크기도 하고요. 자연분만도 평상시 7~8cm 정도였던 질을 통해 3~4kg 정도 되는 태아가 나와야 하니까 참 쉽지 않아요. 만약 콧구멍에 손가락 다섯 개 넣는다면 어떨까요? 넣기도 힘들지만 정말 아프겠죠? 우리는 모두 그만큼 힘든 과정을 거쳐 태어났어요. 그러니 엄마라는 존재에 참 감사하다는 마음을 가졌으면 좋겠어요.

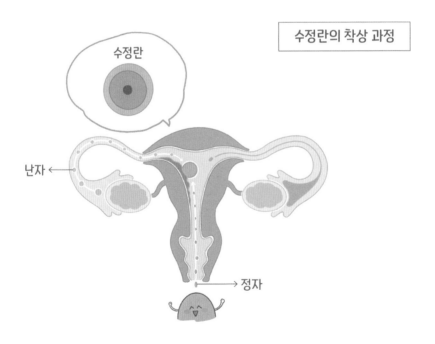

수정란의 착상 과정

수정란

난자

정자

성관계의 과정

우리는 처음부터 인간의 모양이었을까요? 아니에요. 남성의 고환*에서 만들어지고 보관되는 정자*와 여성의 난소*에서 만들어지는 난자*가 만나야 비로소 인간의 모습을 갖추기 시작해요. 그 두 개가 만나려면 어떻게 해야 할까요? 남성의 고환을 여성의 배에다가 던진다는 뜻일까요? 아니에요. 그러다가 실패하면 어떡해요.

남성의 고환에 있는 정자를 여성의 자궁 쪽에 전달하기 위해 음경*이 활용돼요. 그래서 아빠의 음경이 우리들의 음경보다 긴 거예요. 앞에서 말했던 것처럼 태아가 살아갈 수 있는 집인 자궁까지 가는 길('질'이라는 기관, 7~8cm)을 통과해야 하니까요. 남성의 음경이 평소보다 다소 커지고 딱딱해지면서 여성의 질과 만나게 됩니다. 남성의 음경이 여성의 질 안으로 들어오고, 정자가 여성의 자궁 안에서 난자와 만나면 수정*이 되고, 이 수정체가 점차 아기로 커나가기 시작해요. 이 과정을 '삽입' 혹은 '흡입'이라고 표현하기도 하는데요. 결론적으로 남성의 음경과 여성의 질이 만나는 것이 '성관계'의 핵심이라고 할 수 있어요. 이 행위를 통해서 아이가 생기는 거예요.

● 고환 : 남성의 생식 기관 중 정자를 생성하는 타원형 모양의 기관. 흔히 '불알' 혹은 '파이어에그'라고 표현함.
● 정자 : 생물의 수컷에서 생성되는 생식세포. 올챙이처럼 생겼다고 표현하기도 함.
● 난소 : 암컷 척추동물에서 볼 수 있는 난자를 생성하는 생식기관. 여성의 자궁 양쪽에 있고, 남성의 고환과 같은 역할을 함.
● 난자 : 여성의 생식세포로 여성의 생식기관인 난소에서 방출되는 단세포. 아이들이 크고 동그란 거라고 표현하기도 함.
● 음경 : 수컷의 외부 생식기. 평소에는 오줌을 배출하지만, 성관계 시에는 정액을 배출하는 기관
● 수정 : 정자와 난자가 결합하는 것. 암수 생식세포가 합쳐져 새로운 개체를 이루는 과정

'악수'는 서로의 손이 만나면서 반가움을 표시하는 것이고, '포옹'은 팔을 벌려 가슴끼리 맞닿으며 따뜻한 감정을 나누는 것이라면 '성관계'는 엄마와 아빠가 사랑스러운 아이를 만나기 위해서 음경과 질을 만나게 하는 것이라고 이해했으면 좋겠어요.

엄마와 아빠가 옷을 벗고 이런 행동을 한다고 생각하면 다소 불편할 수도 있어요. 아무렇지 않으면 다행이지만, 다소 불편하게 느낄 수 있는 이유가 무엇인지, 어떻게 받아들이면 되는지 곧 설명할게요!

이러한 과정은 엄마, 아빠가 나를 만나 함께 행복하게 살아가기 위해서 하는 많은 노력 중 하나예요. 우리에게 사랑한다고 표현하고, 맛있는 음식을 만들고, 집을 정돈하고, 학교를 가거나 행복한 시간을 보내기 위해 돈을 버는 것처럼 당연하고 고마운 과정들이에요.

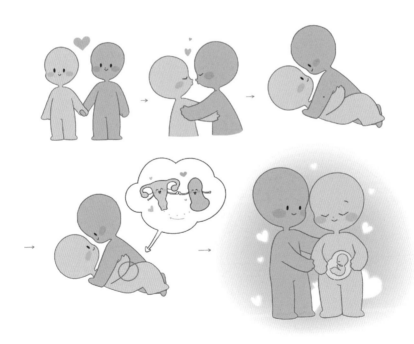

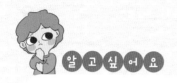

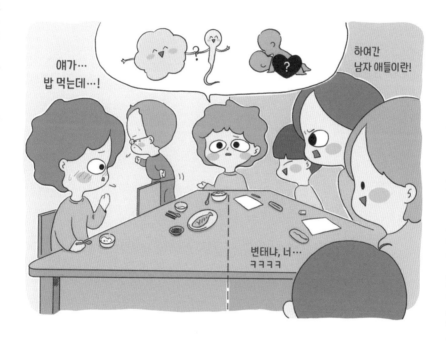

> "밥 먹다가 책에서 본 수정이나 성관계에 대해서 이야기했는데
> 다들 조용해졌어요. 할아버지는 자리를 피하셨고, 엄마는 당황하셨어요.
> 학원에서 친구들한테 말했더니 다들 변태 취급을 하더라고요….
> 제가 뭘 잘못했나요?"

성관계의 과정을 이해한다고 해도 다소 불편할 수 있어요.
그 이유를 설명해 줄게요! 사실 성관계는 똥과
비슷한 면이 있어요. 그게 무슨 말이냐고요?

성관계는 똥, 방귀 그리고 치킨을 먹는 것과 비슷한 면이 있어요. 치킨은 맛있고, 똥은 당연히 싸야 하는 생리 현상이죠. 치킨 먹는 모습을 확대해서 들여다볼까요? 치킨을 먹는 건 참 맛있지만, 먹는 입 속의 모습을 자세히 들여다보면 음식물 씹는 치아와 찢어지는 살덩어리들이 보이겠지요. 이 모습이 좋아 보이나요, 아니면 더럽나요?

대변을 보는 것도 비슷해요. 대변 보는 건 당연히 해야 하는 과정인데, 자세히 들여다보면 항문에서 대변이 똥똥똥 떨어져 내려오는 게 그리 상쾌하지는 않아요.

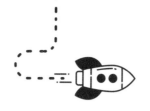

이렇듯 당연한 것이어도, 심지어 좋은 것이어도 자세히 들여다보면 불쾌할 수 있어요. 그 과정이 더럽거나 징그럽다고 해서 우리가 애써 치킨이 맛 없다고 부정하거나 똥을 안 싸고 살아갈 수는 없잖아요? 자세히 떠올리며 기억 속에서 되새김질하지 말고, 어느 정도 이해하고 인정하며 넘어가길 바라요! 대부분의 사람이 이렇게 느끼고 있어요. 본인만 잘못 느끼는 게 아니에요. 괜찮아요.

다만, 성에 대한 내용을 남들 앞에서 쉽게 말하고 다니면 불쾌할 수 있어요. '성관계'나 '섹스'라는 단어 혹은 그 과정을 친구들, 학원 선생님처럼 완전히 편하지 않은 관계나 서로 예의를 지켜야 하는 상황에서 언급하면 불쾌감을 주어 실례가 될 수 있으니 자제하는 게 좋아요. 최소한의 매너고 예의니까 지켜 봅시다! 우리가 밥 먹을 때나 친구 혹은 선생님 앞에서 방귀를 뀌거나 똥 이야기를 막 하지는 않잖아요?

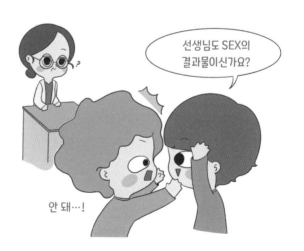

선생님도 SEX의 결과물이신가요?

안 돼…!

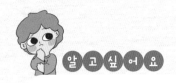
엄마를 아프게 한 아빠가 나쁜 거 아니에요?

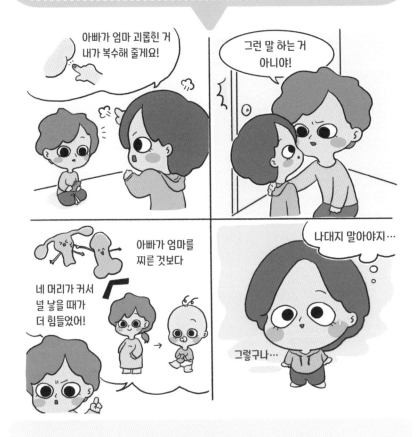

"학교 성교육 때 내용을 대충 들었는데
아빠가 엄마의 똥꼬를 찌르는 줄 알고 깜짝 놀랐어요.
엄마가 불쌍했어요. 엄마한테 아빠에게 복수해 주겠다고 말했는데
혼났어요. 제 머리가 더 커서 낳을 때 훨씬 힘들었대요."

아이를 낳으려면 성관계를 꼭 해야 할까요?
네, 맞아요. 만약 성관계로 아이가 생기지 않으면
시험관 시술 등의 방법이 있기는 해요.

하지만 이런 시술 또한 쉽지 않습니다. 우리 엄마, 아빠뿐만 아니라 대부분의 부모는 성관계를 합니다. 세종대왕님의 부모님도, 아인슈타인의 부모님도요. 이 과정이 아프거나 징그러워 보일 수 있어요. 많은 사람들이 처음에 그렇게 느껴요. 그러면서 더럽고 추악한 행동이라고 장난스레 표현하는 아이들도 있어요.

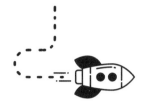

그런데 말입니다. 이 과정과 모습이 '더럽고 추악하다'라고 말을 뱉는 순간, 나는 더럽고 추악한 결과물이 되어 버리는 거예요. 자기 비하하지 마세요. 누구보다 소중하고, 사랑받을 자격이 있는 본인을 스스로 귀하게 표현해 줍시다. 이 과정이 아름다운 것이라고 애써 표현하지는 않을게요. 자연스럽고 당연한 것입니다.

나중에는 이 과정을 아름답게 느낄 수 있는 날이 올 거예요. 그 과정의 겉모습이 예뻐서가 아니라 그 자체가 가지는 가치가 숭고하기 때문이에요. 이 과정이 없었으면 나도 없고, 지금까지의 역사도 없고, 행복한 순간도 없으니까요. 이 숭고한 가치는 아름답습니다. 심지어 높은 차원의 아름다움이랍니다.

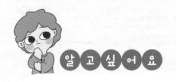

엎드려서 일어나기 싫어요!

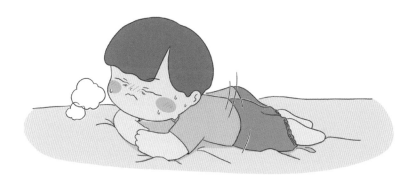

"어려서부터 엎드려서 부비면 뭔가 느낌이 왔어요.
기분이 몽글몽글하기도 하고, 개운하기도 해서 습관적으로 해요.
땀이 날 때까지 한 적도 있어요. 근데 그러고 나면 죄책감이 들어요.
휘면서 색도 변하는 거 같기도 하고… 이거 때문에 그런 건가요?"

혼자 고민이 많았겠어요. 괜찮아요.
많은 친구가 그런 똑같은 경험을 한답니다.

친구처럼 스스로 알아차리는 경우도 있고요. 더 어린 6, 7세 때 자신
도 모르게 이런 과정을 겪고 넘어가는 친구도 많아요. 이렇게 하면 온
몸에 힘이 들어가기도 하고, 얼굴이 빨개지고 땀이 삐질삐질 나기도 해
요. 음경 쪽 감각이 처음에 아프기도 했다가, 찌릿하기도 했다가, 느낌
이 왔다 갔다 바뀌기도 하지요. 왜 이런 행동을 하는 걸까요?

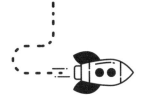

이런 행위를 크게 보면 자위(自慰)* 안에 포함된다고 할 수 있어요. 자위가 나쁜 행동은 아니에요. 자해(自害)* 라는 말 들어봤어요? 자신의 신체에 해를 입히는 행동을 말하죠. 자위는 그 반대라고 보면 돼요. 스스로를 위하는 전반적인 행동을 뜻해요. 자신의 몸을 지키거나, 자신에게 보상해 주는 것처럼요. 치킨을 먹거나, 휴식을 취하거나, 좋아하는 게임을 하는 것도 크게 보면 자위라는 행동 범주 안에 들어간다고 볼 수 있어요. 치킨을 먹는 게 식욕을 충족하기 위한 행동이라면, 음경을 통한 자위는 신체를 활용하고 성적인 감각을 느끼게 된다는 점에서 성적 자위라고 할 수 있어요.

왜 이런 행동을 시작하는지는 나이대마다 혹은 상황마다 다릅니다. 주변에서 보이는 간단한 사례를 들어볼게요. 1~2세의 아이들을 보면 모든 사물을 무조건 입에다 갖다 대는 경우가 많죠? 입에 감각이 트이기 시작해서 그래요. 더 자란 6~7세 아이들은 장소 불문하고 미친 듯이 뛰어다니죠? 마치 발바닥에 불이 난 것처럼요. 아무 이유 없이 뛰어다니면서 재미를 느끼고, 함성을 지르기도 하잖아요? 발을 비롯한 몸 전체의 감각과 활동력이 올라가기 시작해서 그래요.

● 자위(自慰) :
　1) 자기 마음을 스스로 위로함. [네이버 어학사전]
　2) 성기를 스스로 자극하여 성적 쾌락을 얻는 행위로서, 오르가슴에 도달할 수도, 그렇지 않을 수도 있다. 자위는
　　전생애 동안 행해지며, 다양한 감정들과 의식적 및 무의식적 환상을 수반할 수 있다. [네이버 지식백과]
● 자해(自害) : 자신의 신체에 의식적/의도적으로 해를 입히는 행위를 말한다. 자상(自傷)이라고도 한다. [네이버
　지식백과]

이렇듯 성장하면서 특정 신체 기관의 감각이 발달하고, 감각의 발달에 따른 행동 특성을 보이는 시기가 있어요. 성장통이라고 해서 키가 급진적으로 크는 시기에 무릎이나 발 등에 통증이 오는 것처럼요. 개인 차이가 있어요.

본인은 지금 성장하는 단계에 있고, 음경 쪽의 감각이 발달하고 있는 것뿐이에요. 쉽게 말해서, 특정 신체 부위의 감각이 트이기 시작했고, 간지러운데 긁는 것처럼 자극이 왔으니 당연히 반응하는 거죠. 단순한 행동이라고 생각해요. 나쁜 것이 아니에요.

다만 위험한 결과를 낳을 수 있는 부분은 조심해야 합니다. 본인 몸을 상하게 할 가능성이 있거든요. 간지럽다고 해서 겨드랑이를 포크로 긁지는 않잖아요? 그렇게 하면 피부에 상처가 생기고, 통증이 크잖아요. 간지러우면 짧게 긁고 끝내지 1~2시간씩 긁고 있지는 않죠? 또 남들 앞에서 옷을 벗고 긁는 게 아니라 화장실 같은 개인적 공간에서 처리하죠? 본인 몸에 상처가 생기지 않도록, 남들에게(가족이어도) 불쾌함을 주지 않도록 은밀히 처리합시다.

체중을 실어서 바닥에 음경을 비비거나 다른 도구를 이용하면 1차적으로 음경의 겉 피부가 까지거나 상처가 덧나 염증이 생길 수 있어요. 멀쩡한 팔뚝도 손으로 계속 긁으면 상처가 생기잖아요. 그리고 음경 안의 조직도 찢어질 수 있어요.

음경 안에는 백막*이라는 고막처럼 얇은 막이 요도 해면체*의 피를 담을 수 있는 주머니를 감싸고 있어요. 그렇다면 음경은 뼈가 있는 다른 신체 부

● 요도 해면체 백막 : 음경의 요도 해면체를 둘러싼, 두꺼운 섬유 조직층
● 요도 해면체 : 음경에서 두 개의 음경 해면체 사이에 있는 발기 조직 덩어리. 뒤쪽 끝부분은 팽대되어 음경 망울을 이루고 앞쪽은 음경 귀두를 이루며 그 속으로 요도가 지나간다.

위보다 강할까요, 약할까요? 약해요. 한 번 다치면 상처 치료가 쉬울까요, 어려울까요? 어려워요. 뼈는 고정한 후 다시 붙기를 기다릴 수 있지만, 찢어진 막으로 된 조직은 약해지면 치료가 어려워요. 무

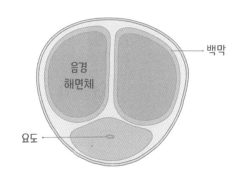

엇보다 이 과정들이 아플까요, 안 아플까요? 많이 아파요. 게다가 음경에 문제 생기면 소변보기도 힘들겠죠? 상상만 해도 끔찍해요. 스스로 이런 상황을 만들지 말았으면 좋겠어요.

우리 친구가 걱정하는 음경 색깔이 변하는 부분은 자위한다고 해서 생기는 현상은 아니에요. 성장함에 따라서 자연스럽게 피부색에 변화가 오는 거예요. 유전적인 영향이 가장 큽니다. 색상은 크게 상관이 없어요. 다만 이 행동을 반복할수록 염증이나 파열의 위험이 있으니 자제하는 것이 좋습니다.

또 생각이 나거든 부모님께 이야기하세요. 혼나지 않아요. 내 감각이 잘 성장해 가는 과정이니까요. 그리고 부모님과 손깍지 끼고 서로 꾹꾹 눌러 주며 손의 감각을 느껴 보세요. 시원하다는 느낌이 들 정도로 해도 돼요. 그리고 가볍게 산책하는 걸 추천해요. 음경 쪽으로 자꾸 쏠리는 감각을 손끝과 발끝의 감각으로 옮겨 주면서 해소하는 거예요. 처음에는 다시 음경 쪽 자극이 생각날 수 있지만, 점차 줄어들 거예요!

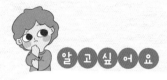

→ 128~146쪽은 초등학교 5학년 이상인 친구들만 읽기를 권장합니다!

자위가 구체적으로 뭐예요?

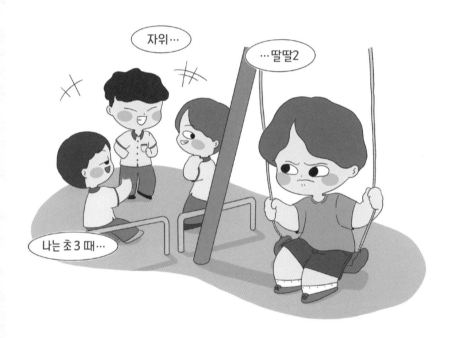

"놀이터에서 형들이 자위라고 말하면서 자기들끼리 웃었어요.
저는 못 알아들었고요. 무슨 딸이라고 하는 것 같은데 그게 뭐예요?
형들이 뭔가 저를 무시하듯이 얘기하는 것도 같았어요.
자기들은 몇 살 때 했다며 자랑하면서요. 기분 나빠요!"

괭장히 무례하네요. 본인보다 나이가 어리다고,
자신들의 인원 수가 많다는 걸 이용해서
우리 친구를 교묘하게 조롱하고 무시했네요.

그 형들은 자신들이 아는 걸 모른다고, 혹은 경험하지 못했다며 타인을 무시하는 사람들이었잖아요? 딱 그 정도 수준인 거예요. 본인들보다 약하면 무시하지만, 조금이라도 더 강한 존재가 나타나면 바로 도망쳐 버리는 수준이요. 크게 신경 쓰지 마세요. 그 형들 말을 다 믿고 기준으로 삼으면, 본인이나 그 형들이나 똑같은 수준이 되어 버리는 거니까요.

자위(自慰)는 앞서 말했던 것처럼 나쁜 행위는 아니에요. 여기서 말하는 성적인 자위는 '신체적으로 혹은 정신적으로 성적 흥분감과 절정감을 경험하는 성행위'라고 설명할 수 있어요. 맛있는 음식을 먹기 전의 기대감과 흥분감, 그리고 입 안에 음식을 넣으며 미각, 후각, 촉각, 시각 등을 이용해서 음미하는 순간 경험하는 절정의 만족감! 이 과정과 크게 다르지 않아요.

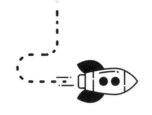

　맛있는 음식을 먹고자 하는 욕구는 당연한 건데, 성적인 호기심이나 욕구는 왜 생기는 건지 이해가 안 될 수 있어요. 쉽게 말하면, 우리는 점차 성적인 존재가 되어 가고 있으며, 지금 그 시작점 혹은 중간 지점에 와 있기 때문에 그렇습니다. 성적인 존재가 되어 간다는 말이 조금 어려울 수 있는데요. 다음 질문에 답해 볼래요?

　"결혼 혹은 연애를 누구랑 하고 싶어요? 남성과 여성 중에 골라 보세요."

　이 질문을 듣고 5초 안에 "여성!" 혹은 "남성!"이라고 확실하게 답변이 나오죠? 당연한 질문을 한다고 생각해서 실소가 나오는 경우도 많아요. 자, 바로 이 웃음이 성적인 존재가 되어간다는 증거예요. 똑같은 질문을 5~6세 아이에게 해보면 어떨까요? "결혼은 누구랑 할 거야?" 혹은 "누구랑 연애할래?"라고 물어보면 대부분의 아이는 이렇게 답변해요. "엄마!", "너!" 이렇게요. 5~6세의 아이들은 아직 유아적 존재라서 그래요. 아직 연애나 사랑, 결혼 등에 대한 개념이 없어요. 그런데 본인은 어렴풋하게라도 그 개념과 자신만의 이상형 혹은 기준이 생기고 있죠? 예를 들어, '나는 키가 작은 사람이 좋다', '나는 귀여운 사람이 좋다'처럼 말이에요. 그래서 성적인 존재라고 볼 수 있는 거예요. 하지만 모두가 같은 경험을 해야 하는 것도 아니고, 지금 당장 그래야만 하는 것도 아니에요. 본인이 지금 아니면 아닌 거고, 언젠가 그런 관심이나 느낌이 온다면 그것 또한 괜찮은 거예요.

앞으로 점점 더 연애나 결혼처럼 감정과 성적인 부분에 관심이 생길 수 있어요. '성관계를 해보면 어떨까?'라는 생각이 들 수도 있죠. 하지만 법적으로나 상식적으로, 문화적으로, 또 본인 나이와 능력 등을 미루어 보았을 때 현재 상황에서 성관계를 할 수 없겠죠? 뒤에서 다루겠지만 여러분 나이에 성관계는 법적으로 불가합니다. 그러면 이 호기심과 욕구를 어떻게 해소해야 할까요? 보통 이 시기에 성적인 자위를 하게 돼요.

자위는 성관계와 유사한 방식으로 몸을 사용하고 생각하는 거예요. '사랑한다' 혹은 '설렌다' 등의 감정을 만들고, 설레는 대상을 상상하거나 보면서 본인의 음경에 자극을 주는 거예요. 처음에는 아프거나 불편할 수 있지만, 점차 적응되면 쾌감을 느껴요. 자위는 성적 쾌감을 향한 주도적인 태도가 특징이에요. 법적으로 남에게 피해 주지 않는 선에서 스스로 판단하고 조절한다면 오히려 내 성적 욕구를 스스로 조절하는 높은 차원의 행위입니다.

만약 자위를 한다면 학교나 학원 등이 아닌 집이 좋고, 가족 등 타인과 함께 이용하는 공간이 아닌 개인적 공간이 좋습니다. 내 방보다는 화장실이 좋고, 문을 잠그고 하세요. 항상 하기 전과 하고 난 후에 손을 깨끗하게 닦는 것도 잊지 말기! 내 소중한 몸이니까 위생도 챙기세요. 조급하지 않게, 편안한 상태에서 여유를 가지고 하세요. 습관적으로 음경에 손이 가거나, 음경을 바닥에 체중을 실어서 문지르는 행위, 꽉 끼는 바지를 입고 다리를 꼬면서 성기를 비트는 행위 등은 음경의 건강과 위생에 좋지 않고, 주도적인 태도가 아니니 자제하는 것이 좋습니다.

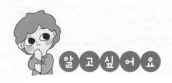

그래서 해요? 말아요? 꼭 해야 하나요?

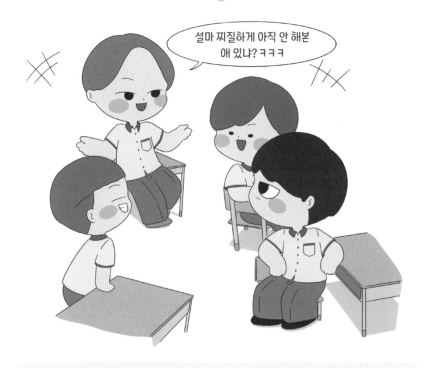

"중학생인데요. 입학하고 얼마 안 돼서 친구들과 친해지는
과정에서 성이랑 게임 이야기를 많이 하게 되더라고요.
근데 말을 세게 하는 애들이 자위를 표현하면서 무시하듯이 말해요.
이 나이에는 해야 된다며, 안 하면 찌질하다고요.
진짜 꼭 해야 하는 건가요? 저는 안 하고 싶어요!"

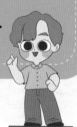

잘못한 것도 없는데 괜히 민망하죠?
친구들이 너무 당연하게 이야기하니까
본인은 오히려 당당하게 말하기가 힘들죠.

'진짜 그런가?' 하고 혼자 생각하며 망설이게 되고요. 맞아요. 새로운 시도를 할 때는 낯선 느낌이 들 수밖에 없어요. 그동안 경험해 보지 못한 세계니까 그럴 수 있죠. 혼자 고민하지 말고 함께 공유해 봅시다. 그 친구가 말하는 성적인 자위는 앞서 말했듯이 법적으로 남에게 피해를 주지 않고, 상식적인 선 안에서 한다면 문제 삼을 수는 없어요. 다만, '맞다', '틀리다' 혹은 '된다', '안 된다'로 판단하는 것은 옳지 못한 것 같아요.

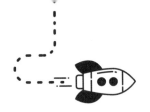

사람이라면 누구나 여러 가지 욕구를 가지고 살아가요. 어떤 사람이 키가 크고 싶은 욕구가 있다고 생각해 봅시다. 그런데 이 사람은 공부나 운동을 잘하고 싶은 욕구도 있어요. 거기에 항상 마음은 편안했으면 좋겠다는 생각도 해요. 이렇게 여러 가지 욕구를 가진 것이 잘못된 것일까요? 아니에요. 오히려 이렇게 다양한 욕구를 균형 있게 생각하고, 적절한 방식으로 해소하려는 노력이 필요해요. 그러니 우리가 성적인 존재가 되어가는 과정 중에는 성적인 욕구가 생기는 것은 당연한 거예요.

자위행위를 하면 좋은 점들이 있어요. 먼저 신체적으로는 가슴이 두근거리는 설렘과 성적인 흥분감을 느낄 수 있고, 풍성한 자극으로 쾌감을 느낄 수도 있죠. 정신적으로는 감정이입과 동일시를 통해 만족을 경험하기도 해요. 성적인 자극을 점진적으로 주다 보면 뇌에서 도파민*이라는 호르몬을 분비해요. 도파민은 스트레스를 낮추고 긴장감을 풀어 주며 행복감을 불러일으킨다고 해요.

반면에 부정적인 점도 있어요. 자위와 성착취물(음란물)*에 지나치게 몰입한 경우, 성장에 직접적인 악영향을 준다고 보기는 어렵지만 깊은 수면을 방

● 도파민 : 중추신경계에 존재하는 신경전달물질. 도파민 신경세포에서 분비되어 신경신호전달 뿐만 아니라, 의욕, 행복, 기억, 인지, 운동 조절 등 뇌에 다방면으로 관여한다. [나무위키]

● 음란물을 가리키는 말. 음란물이란 단어는 성범죄 피해자에게 상처를 줄 수 있어 성착취물의 표현으로 대체한다.

해해서 성장호르몬 분비가 원활하지 못할 수 있어요. 다양한 신체 기관에 부하가 걸리기 때문에 피로도가 증가하고, 무력감을 느끼기도 합니다. 신장 등의 신체 기관에 손상이 올 수도 있어요. 자위가 끝난 후엔 정서적으로 다소 허탈함을 느낄 수도 있답니다. 현타(현실자각타임)가 온다는 말이 여기서 온 거예요. 실재하는 것이 아님을 느낀 뒤에 허무함을 느끼는 거죠. 게임에 빗대어 보면, 열심히 플레이해서 최고 단계(티어)까지 올렸는데 정작 친구들은 유행이 지났다고 그 게임을 더 하지 않아요. 그러면 현실에서는 아무런 쓸모가 없고, 인정도 못 받으니 만족감도 떨어지잖아요. 점점 의욕을 잃고 무기력해져요. 성착취물과 자위 역시 적당하게 조절하지 못하고 찰나의 행복감 때문에 자주 반복하게 되면 과몰입 내지는 중독 상태까지 가게 될 수도 있어요. 이건 피해야 합니다.

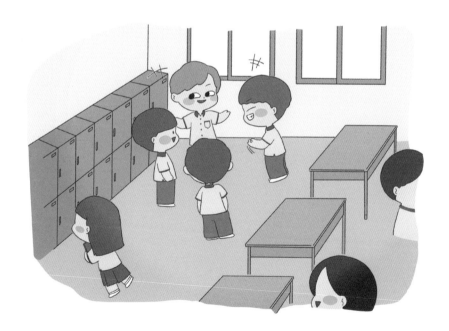

이제 결론을 정리해 볼까요. 자위는 해도 되는데, 조금 늦게 하는 것을 추천해요. 중학교 2, 3학년은 된 후에 천천히 시도하면 좋겠어요. 중요한 성장이 시작되는 6, 7세 아이들은 한창 입맛이 형성되는 중이잖아요. 이 아이들에게 매일 밥 대신 젤리나 사탕만 준다면 어떻게 될까요? 달달하고 맛있으니 처음 먹을 때의 만족감은 높을 거예요. 하지만 그것도 잠시, 점차 처음의 만족감은 익숙함으로 변하고 더 강한 맛을 찾게 될 거예요. 그리고 습관처럼 먹게 되겠죠. 성인들이 술을 적당히 조절해서 마시는 것과 본인이 군것질을 적당히 조절해 먹는 것 모두 자신의 건강을 위한 행동이죠?

우리에겐 당장의 일상이 있고 미래가 있어요. 성적인 만족감도 중요하지만 그만큼 일상생활을 잘 이어가는 것도 중요하고, 목표한 학업이나 관심 있는 분야 등에서 이루는 성취도 중요해요. 다른 어떤 기준보다 본인의 현재와 미래에 이득이 되는지, 안 되는지로 판단하면 좋겠어요.

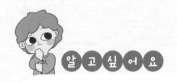

강남 되는 방법! 이게 사실인가요?

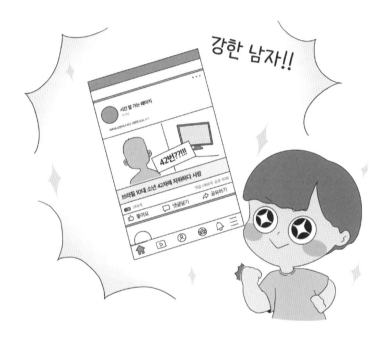

"1일 3딸은 챙겨야 합니다. 그래야 강한 남자죠, 강남!
적어도 모닝딸은 진리예요. 페북 보니까 하루에 42번 한 남자도 있어요.
그분은 신이에요! 저는 수련해야 한다고 생각합니다.
그래야 능력이 세지겠죠! 하루라도 쉬면 안 돼요. 근손실 나요!"

요즘 SNS에 퍼지고 있는 기사를 읽었군요.
이 뉴스, 정말 사실일까요?
아니면 가짜 뉴스일까요?

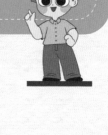

참 오래된 기사인데 '브라질 10대 소년, 42차례 자위하다 사망'이란 소식이 최근 페이스북 등 SNS와 각종 커뮤니티에 퍼지고 있어요. 브라질 10대 소년이 손에 3도 화상을 입으며 사망했다는 목격담 같은 이야기도 없어서 말이죠. 이 뉴스, 사실일까요? 아니면 가짜뉴스일까요?

해당 기사를 처음 보도한 매체는 주로 풍자*를 다루는 뉴스 사이트라고 해요. 해당 사이트에는 '여기에 게재되는 뉴스는 독자에게 흥미를 주기 위해 창작된 것'이라고 친절하게 씌어 있다고 하죠. 뭔가 의심스럽죠?

● 풍자 : 사회적 현상이나 현실을 과장, 왜곡, 비꼬는 방법으로 나타내는 방법. 풍자는 주어진 사실을 곧이곧대로 드러내지 않고 과장하거나 왜곡, 비꼬아서 표현하여 우스꽝스럽게 나타내고 웃음을 유발하는 것을 말한다. [네이버 지식백과]

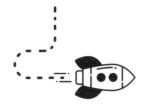

여러 정황상 진짜라고 보기 어렵지만, 백번 양보해서 사실이라고 해도 해당 기사 내용이 '강한 남자'의 사례로 언급되는 건 이해할 수 없어요. 강한 남자라서 많이 하다가 사망했나요? 사망했기 때문에 강한 남자인가요?

'강하다'는 가치 기준은 어디에 근거를 두고 세웠을까요? 제 생각에 강한 남자는 많이 하는 남자가 아니라 조절하는 남자예요. 본인이 치킨을 먹고 싶다고 하루에 42마리를 혼자 먹으면 강한 건가요, 아니면 미련한 건가요? 스스로 조절하는 게 대단한 능력이지요. 정말 능력 있는 사람들은 애써 뽐내지 않아요. 어설프게 흉내만 내거나 유약한 존재일수록 요란하게 과장하죠.

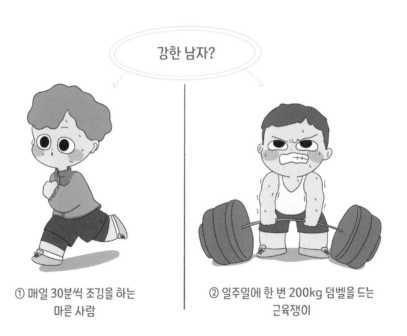

강한 남자?

① 매일 30분씩 조깅을 하는
마른 사람

② 일주일에 한 번 200kg 덤벨을 드는
근육쟁이

자위를 아침 혹은 새벽에 하는 것은 남성호르몬 분비 체계상 나쁘지는 않다고 해요. 다만 어느 시간대에 하든지 내 공간에서 해야 한다는 건 두말 하면 입 아프죠? 위생적으로 안전한 것도 매우 중요해요. 공간이 지저분하면 손이 깨끗하기 어렵겠죠. 지저분한 손이 음경에 닿으면 염증이 생기기 쉽고, 염증이 생기면 정말 곤혹스러워요. 병원에 가서 이야기해 보세요. 저 자위하다가 따가움을 느낀다고. 음경을 의사 선생님에게 보여 드리고 치료 받는 일이 당연한 과정이지만 썩 유쾌하진 않을 거예요.

가능하면 집 화장실에서 가족들의 생활에 피해를 주지 않는 시간대에 샤워하면서 하는 게 여러모로 나아요. 시간에 쫓겨서 하지 말고 마음 편한 시간에 하는 게 본인에게도 좋아요. 학원 가기 2분 전쯤 급하게 시작하면 신체적으로나 정신적으로나 좋지 않아요. 음식을 급하게 먹으면 안 되고, 수업 시간에 교실에서 먹으면 안 되는 것처럼요.

자위(自慰)를 해야 하는데 점점 자해(自害)를 하게 되는 경우도 많아요.

앞서 긍정적이라고 표현했던 도파민이라는 호르몬도 과다하게 분비되면 도파민을 받아들이는 수용체들이 손상될 수 있다고 해요. 위에 치킨 42마리를 넣어버린다면 위가 더 늘어나지 못하고 구멍이 뚫려버리거나 정상적인 기능을 못 하게 되는 것처럼 말이죠. 치킨을 넣어 주는데 받아들이지를 못해요.

도파민 수용체가 손상되면 사회불안이나 대인기피증, 타인에 대한 무관심, 자신감 결핍 등으로 이어질 수 있다고 해요. 뇌가 아프면 우리의 일상의 많은 부분이 바뀌게 됩니다.

또 대표적인 문제가 있어요. 중독*이에요. 약물중독이나 도박중독 등 다양한 중독 사례에서 위와 유사한 기능장애를 볼 수 있어요. 본인 스스로 장애를 만들 필요가 있을까요? 이런 식으로 도파민 수용체들이 계속 파괴되면 일상적인 자극들로는 행복감을 느끼기가 어려울 거예요. 점점 새로운 것, 자극이 강한 것들만 찾게 되고, 어쩌다 욕구가 채워지는 순간들을 제외하면 대부분의 시간은 살아 있지만 삶이 멈추어 있다고 느끼게 될 수 있어요.

동양 의학적 관점에서는 기(氣)와 정(精)을 낭비하지 않고 보존하는 것을 추구하기 때문에 자위행위를 최대한 자제하는 것을 권하는데요. 서양 의학적 관점에서는 적당히 자위할 경우 고인 정액이 빠져나가 신선한 정액이 생성되고, 음경에 혈액이 공급되어 전립선암 예방 및 발기부전 예방에 좋다고 보기도 합니다. 두 가지 관점을 종합해 보더라도 1일에 3회와 같이 과도한 활동을 신체에 강요하면 신체 장기 중 신장과 사구체*에 손상이 올 수 있습니다.

개인의 신체 발달 상황과 수행 능력의 차이를 고려한다고 해도 1주일에 1회 이상은 추천하기 어렵고, 2~3주에 1회 정도를 권하고 싶어요.

● 도파민이 과다하게 분비될 경우 강박증, 조현병, 과대망상 등 각종 이상 증상이 나타난다. 대표적인 문제는 중독 현상이다. 새롭고 강렬한 자극에 계속 노출되면 도파민 과다분비로 중독되는 행위 외의 다른 모든 것에 흥미를 잃는 뇌 구조로 변형된다. [나무위키]

● 사구체 : 장(kidney, 콩팥)의 기능적/구조적 기본 단위인 네프론(nephron, 신단위)의 구성 요소 중 하나로, 직경 0.1~0.2mm 가량인 원형의. 모세혈관 다발로서 보우먼주머니(Bowman's capsule) 내에 함입되어 있다. [네이버 지식백과]

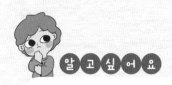
자위와 성관계는 어떻게 다른가요?

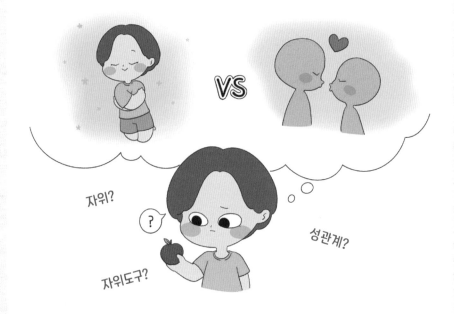

"자위랑 성관계랑 느낌이 다른가요? 막 과일 같은 것을 이용하거나
자위도구를 이용하는 방법이 있다고 들었어요.
이것저것 시도해 봐도 되나요, 안 되나요?
생각날 때마다 하면 안 되는 건가요?"

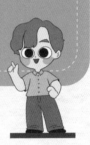

자위와 성관계는
비슷한 면도 있고, 다른 면도 있어요.

　자위도 음경에 자극을 주면 신체적, 정신적 만족감을 얻을 수 있다는 면에서 성관계와 비슷하다고 볼 수 있어요. 하지만 자위에는 '사랑'이라는 감정과 연인이나 부부라는 '관계'가 결여되어 있기 때문에 감정적 부분에서 채워지기 어려운 격차가 존재합니다.

　다만 신체 감각적인 부분에서 스스로 조절할 수 있기 때문에 쾌감을 자유롭게 변화시킬 수 있어요. 물론 본인 손이 만들어 내는 감각과 상대방이 만들어 내는 감각의 차이는 존재한답니다.

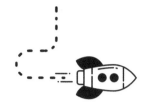

성관계는 상대방과 함께 신체적인 자극과 정신적인 공감을 주고받으며 만들어나가는 과정이에요. 타인이 개입되지 않는 둘만의 시간과 감정적 유대감이 생긴답니다.

그런데 자위를 그냥 하는 것은 좋지 않아요. '그냥 한다는 것'은 딱히 자신의 철학이나 원칙 없이 그저 생각나는 대로, 느껴지는 대로 해버리는 것을 뜻해요. 쉽게 말해서 자기 전에 누워서 스마트폰 좀 보다가 야한 게 떠서 '자위해볼까?'라고 생각하고, 대강 자위가 끝난 후의 허무함을 느끼며 그대로 자버리지 말라는 거예요.

사는 대로 생각하는 게 아니라 '생각하는 대로 사는 것'을 지향했으면 좋겠어요. 그렇다면 그냥 하는 게 아니라 잘해야 하겠죠. 이왕 하기로 마음을 먹고 스스로 결정했다면 훌륭하게 해내겠다는 마음가짐으로 접근했으면 좋겠어요. 스스로 통제할 수 있는 자위도 제대로 못 한다면 나중에 상대방과 함께하는 성관계를 할 때 잘할 수 있을까요? 꼭 잘해야 하는 것은 아니지만 적어도 상대를 힘들게 하지는 않아야겠죠. 튜토리얼도 못 깼는데 경쟁전을 어떻게 진행하며, 팀플레이는 어떻게 시도하겠어요.

플레잉 타임의 경우, 앞서 말했듯이 조절력이 있는 남자가 강한 남자라고 했죠. 무조건 '오래 혹은 빠르게'가 아니라 원할 때 사정을 하거나 멈출 수 있어야 좋습니다. 그렇기 때문에 자위하는 순간마다 오늘은 몇 분 정도에 사정을 하겠다고 목표 지점을 정해봤으면 좋겠어요. 꼭 해내야 한다는 부담감은 없어도 되지만, 목표를 만들어 보는 것이죠. 성착취물에서 묘사된 것처럼 3~40분 이상으로 잡는 것이 아니라 평균치에 해당하는 5~15분 사이에서 본인이 원하는 지점으로 설정하면 됩니다.

자극의 경우, '강하고 빠르게'가 아니라 '부드럽게 천천히'가 포인트예요. 자위할 때 음경에 점진적으로 자극을 주는데 감도를 1(닿는다는 느낌)에서 10(사정하는 단계)으로 세분화해서 4~5쯤에 스스로 멈추었다가 다시 1에서 시작하는 방식으로요. 급격하게 8~9까지 올랐다면 손을 뗄 용기도 필요합니다. 다시 시작하면 되니까요. 중요한 점은 억지로 사정 직전에 음경을 움켜쥐

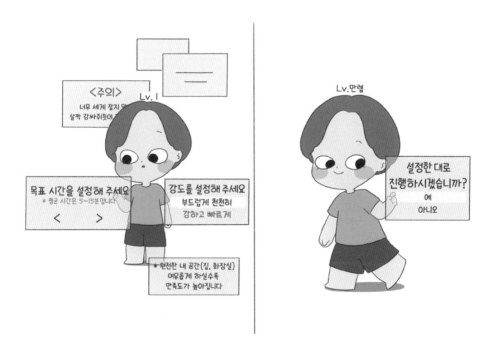

거나 참지 않는 거예요. 손이나 체중을 이용해서 사정을 억지로 막는 버릇을 들이면 전립선 염증을 유발할 가능성이 높다고 해요.

마음가짐은 편안하고 쫓기지 않되 객관적으로 쾌감을 바라볼 수 있다면 좋습니다. 너무 과도하게 예민하거나 긴장해서 스스로 행동을 조절하지 못하게 되는 경우가 생길 수 있어요. 원치 않는데 사정해버리거나 원하는데 사정하지 못하는 순간이 오면 심적, 신체적으로 지칠 수 있어요. 성착취물을 보면서 이어폰을 끼고 한다든가, 방문을 한 손으로 잡고 한다든가, 학원 가는 시간 직전에 쫓겨서 하는 등의 상황이 반복되면 점점 능력이 하락하겠죠.

과일이나 도구들을 이용하는 것도 추천하지 않아요. 위생 문제도 있고요. 내 피부나 감각기관이 감당할 수 없을 정도의 자극이 들어올 경우 말초신경계 손상으로 사정 조절에 어려움을 겪거나 발기에 문제가 생길 수 있습니다. 또 뇌에 있는 호르몬 수용체에 손상이 올 수도 있으니 주의해야 해요!

PART. 4

예전처럼 하면
안 되나요?

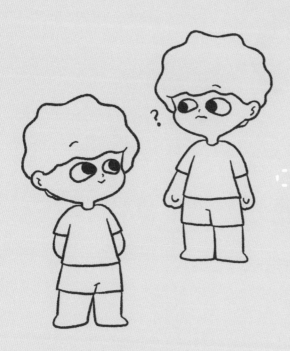

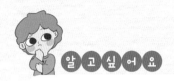

엄마는 이제 나를 사랑하지 않는 걸까요?

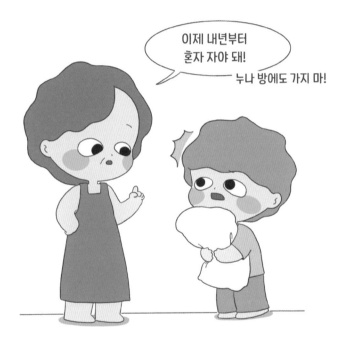

"초4예요. 엄마가 내년부터 따로 자야한대요.
누나랑도 같이 못 자게 하고요.
저를 이제 사랑하지 않는 걸까요? 제가 징그러운 걸까요?
아직 저는 밤이 무서워요."

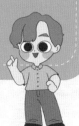

혼자가 된다는 공포심은 참 막연하고 커요.
어린 시절에는 특히나 그래요.
세상의 전부를 잃은 것 같기도 하죠.

 울컥 눈물부터 나기도 하고요. 어른이 되어서도 이 두려움은 쉽게
없어지지 않는데, 지금 시기에 얼마나 어렵겠어요. 충분히 그렇게 느낄
수 있어요. 단순하게 생각하면 좋겠어요. 엄마가 본인을 혼자로 만들
고, 모든 걸 혼자 다 하게 하려고 따로 자라는 게 아니에요. 잠만 따로
자는 거예요. 단순하게 잠만 따로요. 생활은 똑같이 하고 잠을 잘 때
만 떨어지는 거죠.

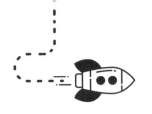

　3~4세 때는 꼭 부모님이 화장실까지 같이 가주고, 옆에서 지켜봐 주었죠. 5~6세 때는 혼자 화장실에 있는 게 두려워서 문을 열어 놓고 있기도 했을 거예요. 그런데 이제는 혼자 문 닫고 대소변을 보죠? 어려운 일이 아니죠? 본인이 문 닫고 대변을 보려는데 오히려 엄마가 문을 열어 놓으라고 말하면 그게 더 이상하겠죠?

　본인이 '징그러워서'가 아니에요. '사랑하지 않아서'도 아니고요. 엄마가 엄마 입으로 "널 더 이상 사랑하지 않아." 하거나 "으, 징그러워."라고 하셨나요? 아니죠? 엄마 생각이 아니라 본인 혼자 추측한 거잖아요. 엄마는 여전히, 그리고 앞으로도 본인을 사랑할 거예요. 엄마와 아들이라는 관계로 충분히 사랑하고 있고요. 그것과 별개로 이제 남성과 여성으로서 구분된 공간에서 살아가는 연습을 하기 위한 거예요.

　조금 어려운 부분이긴 하지만, 한번 생각해 보세요. 공간이라는 개념은 스스로 판단하는 부분이 커요. 같은 크기의 공간이어도 도서관은 조금 답답하거나 약간의 긴장감이 들지만, 시야가 넓은 급식실이나 체육관은 더 크다고 인지하듯이 말이에요. 절대적인 공간의 크기만큼이나 무엇을 하는 공간인지 생각하는 자신의 판단이 심리적으로 많은 영향을 줍니다. 엄마와 본인을 같은 공간에 생활하도록 두는 것은 어찌 보면 사랑하는 관계에선 자연스럽고 당연하다고 생각할 수 있어요. 그런데 자는 공간까지 같이 하는 것은 스스로 독립적인 존재임을 부정하는 판단일 수 있어요. 내가 하고 싶은 것들을 스스로 선택하도록 엄마에게 요구하고 싶은 순간이 있죠? 본인만의 판단이나 결정을 믿어 달라고 하고 싶잖아요? 숙제 다 했으니까 얼마 정도의 게임 시간은 보장해 달라고 하고 싶죠? 그렇다면 본인이 게임 시간을 알아서 조절하겠노라 선언하기 전에 자는 공간부터 독립적으로 구분할 줄 알아야 합니다! 믿음을 얻고 싶다면 변화를 먼저 보여 주세요.

형이나 누나 그리고 아빠, 엄마가 할머니, 할아버지랑 매일 같이 자자고 하지는 않잖아요. 우리도 매번 같이 자는 것에서 자유로워졌으면 좋겠어요. 물론 지금은 엄마, 아빠랑 같이 자도 돼요. 밤에 너무 무서우니까요. 대신 '하루는 같이, 하루는 따로' 자는 연습을 해봅시다. 사랑하지 않아서가 아니라 엄마, 아빠가 나를 독립적인 존재로, 성적인 존재로 인정해 주는 것이니 엄마와 아빠의 인정과 기대에 부응해 봅시다. 여러분은 이제 자유예요. 혼자 자도 됩니다.

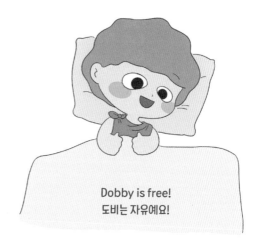

Dobby is free!
도비는 자유예요!

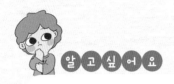

엄마가 절 피하는 것 같아요. 왜죠?

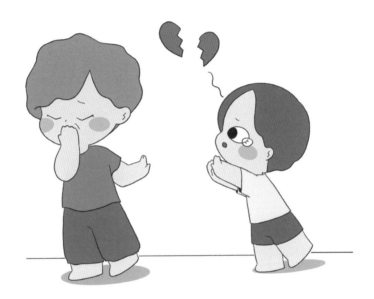

"초6이에요. 저는 엄마랑 아침마다 꼭 포옹을 하고 자기 전에 뽀뽀해요.
근데 얼마 전부터 엄마가 뽀뽀와 포옹을 피해요. 제가 뭘 잘못했나요?
혹시 코밑에 수염이 나서 피하는 걸까요? 왠지 슬퍼요…"

이해해요. 충분히 서운할 수 있어요.
하지만 어쩌면 엄마도 망설이고 계시거나
어떻게 말해야 할지 모르실 수도 있어요.

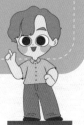

나는 그대로인데 수염 때문에 피하시는 건가 실망감이 들기도 하고, 아무리 그래도 뽀뽀를 피하는 건 너무하다고 느낄 수 있어요. 모든 엄마가 그렇지는 않지만, 이제 아들이 어느 정도 커가니까 스킨십도 다르게 해야 할 것 같다고 생각하고 계실 거예요. 서운할 수 있지만 점차 스킨십의 종류를 바꾸는 것이 좋아요.

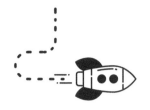

왜냐하면 본인이 이제 소년에서 남성이 되어가면서 여러 신체적 변화가 생기기 때문이에요. 여전히 귀엽고 사랑스럽지만 음경의 크기는 이제 어른의 것과 닮아가고 있지요. 색상도 점차 변화할 수 있고, 음모가 나기도 하고요. 그러면 아기와 나누는 스킨십이나 애정 표현보다는 어른들끼리 나누는 스킨십이나 애정 표현이 더 적절하겠죠.

더구나 이제 아침에 발기(음경이 커지는 현상)가 되어서 깨는 경우가 많을 거예요. 발기된 상태에서 뽀뽀하거나 엄마와 포옹하면 음경이 엄마 몸에 닿잖아요. 자세가 다소 불쾌할 수 있어요. 앞서 발기가 자연스럽고 건강한 현상임을 설명했지만, 그걸 상대방이 느끼게 하는 건 전혀 다른 문제죠. 방귀 배출이 잘되는 건 배변 활동이 잘된다는 뜻이니 기뻐할 일이지만, 엄마 코 앞에 엉덩이를 대고 방귀를 뀌지 않는 것처럼요.

그동안 해오던 뽀뽀, 서로 가슴을 맞대고 정면으로 꽉 끌어안기, 엄마 다리에 내 다리 휘감고 붙어 있기 등은 사랑한다는 표현이고 친밀감을 드러내는 표현이니까 이해해요. 이제부터는 다른 방식으로 감정들을 표현하고 나눴으면 좋겠어요. 스킨십을 하지 말라는 게 아니라 종류를 바꾸자는 거예요. 김을 밥에 싸먹든, 밥을 김에 싸먹든 크게 다른 건 없죠?

그냥 바꾸면 서운하니까 엄마와의 스킨십 암호, 그리고 아빠와의 스킨십 암호를 만들어 봅시다. 유명한 축구선수 손흥민 알아요? 손흥민은 골을 넣거나 기쁜 일이 있을 때 하이파이브를 하고 포옹을 하기도 하지만, 팀원 개개인과 인사법을 만들기도 했어요. 운동선수들이 자기만의 세레머니가 있는 것처럼 말이에요. 댑이라는 동작도 있고, 하이파이브도 있고, 팔꿈치 하이파이브도 있어요. 정말 다양하죠?

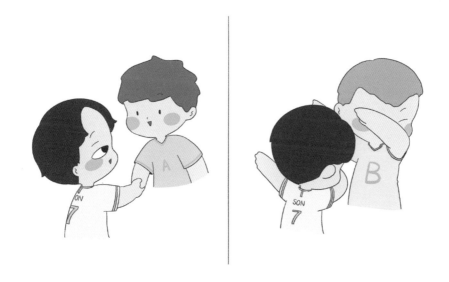

이제 저는 엄마와 옆으로 어깨를 감싸며 껴안기, 손깍지 끼기, 볼 뽀뽀 등을 추천하고 싶어요. 어린 동생들과 본인은 이제 클래스가 다르니까 스킨십이나 애정 표현도 클래스가 다르게!

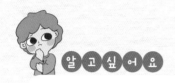

샤워하고 그냥 나오면 안 돼요?

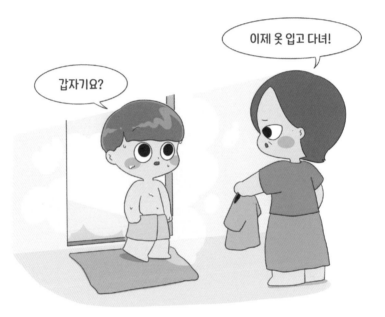

"엄마가 학교에서 하는 학부모 성교육을 듣고 오시더니 다짜고짜
옷 입고 다니래요. 샤워하고 나면 꿉꿉한데 어떻게 옷을 입고 나와요?
너무 갑작스러워요. 그냥 하던대로 하면 안 돼요?
아빠는 벗고 다니는데, 왜 저만 안 돼요? 억울해요!"

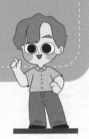

학부모 성교육을 할 때
전문가들이 그렇게 추천하고 있어요.
어쩌다 보니 싫은 소리를 듣게 했네요.

자초지종을 설명할 테니 잘 듣고 스스로 결정하면 좋겠어요. 그동안은 씻은 후 옷을 입지 않고 욕실에서 나왔을 거예요. 물론 집에 가족끼리 있을 때요. 욕실 안에서 수건으로 몸을 닦고, 속옷을 입으려 하면 물기가 남아 있어서 축축하고 속옷도 꿉꿉하죠. 잠옷 바지까지 입으려고 발을 넣다가 잘못 디뎌서 바닥의 물이 옷에 묻기라도 하면 "으아아! 갑자기 옷을 왜 안에서 입으래! 하던 대로 벗고 나오면 왜 안 돼?!" 하고 불만이 터져나오기도 해요. 그렇죠?

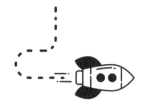

그럴 수 있어요. 실제로 가족 구성원 모두가 벗고 다니는 것에 대해 문제 삼지 않았다면 집 안에서는 문제가 되지 않아요. 당장은 말이죠. 설마 담임 선생님이나 친구들 앞에서 옷을 벗고 돌아다니겠어요? 남이 아닌 가족, 편안한 사람과 있는 공간에서만 벗고 다닌다는 자신만의 기준이나 인식이 있으니까요. 그런데 이런 인식이 계속 쌓이고, 당연한 게 되어가면 어떨까요? 나중에 문제가 생겨요.

'가족끼리 이 정도 편하게 다니는 것은 자연스럽지 않나?' 하는 생각, 미래엔 어떻게 적용될까요? 나중에 여러분에게도 애인이 생길 수 있겠죠? 애인이라는 존재는 내가 사랑하는 사람이고, 가족처럼 가까운 사이가 돼요. 자주 연락하고, 깊은 이야기를 나누는 관계다 보니 보통 가족처럼 인식하죠. 어쩌면 가족보다 더 자주 연락하고, 더 깊은 속마음까지 공유할지도 몰라요. 그러다가 '가족끼리 이 정도 편하게 다니는 건 자연스러워!'라고 생각하던 것이 '우리가 애인 사이로 이 정도 기간 사귀었으면 이 정도 스킨십은 당연히 할 수 있는 거 아니야?' 하는 생각으로 이어지기도 합니다. 그런데 그 애인은 완전한 가족인가요? 아니면 가족에 준하는 관계인가요?

애인이 여러분에게 "난 너의 행동이 불편했고, 수치스러웠기 때문에 네가 한 건 성희롱 내지는 성추행이다."라며 신고한다면? 쉽게 말해서, 가족이 아니라 사회적으로 완전한 타인으로부터 성과 관련된 "NO!"를 처음 듣게 된다면? 엄마는 '내 아들이 때가 되면 자연스럽게 정리하겠지' 하며 너그럽게 생각할 수 있겠지만, 상대방은 아닐 가능성이 커요. 어느 순간 본인은 '데이트 폭력 가해자', '성추행 가해자'가 되어 있을 수도 있어요. NO!를 집에서 미리 들을수록 유리합니다. 성적인 의사 표현에서 NO라는 말을 집 밖에서 처음 들으면 일단 사건이 되는 거잖아요. 엄마나 누나가 NO라고 하는 것들을 잘 기억하고, '애인이나 친구들에게도 조심해야겠구나'라고 기억해 두었으면 좋겠습니다. 그런 것들을 머리와 행동에 새긴 사람은 배려 있는 사람, 감수성이 있는 사람으로 높이 평가받을 거예요!

또 한 가지, 이때 말하는 감수성은 '젠더 감수성', '성인지 감수성'이라고 표현하기도 하는데, 성적으로 최소한의 배려를 하라는 뜻이에요. 그게 상대방에게 편안함을 주고, 본인에게도 유리합니다. 집에서 샤워한 후 몸을 가리고 나오는 건 단순한 행동이잖아요. 그런데 그 의미는 생각보다 단순하지 않아

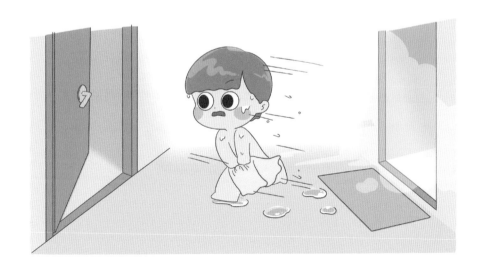

요. 몸을 가리는 순간부터 내가 엄마를 여성으로서 존중한다는 의미가 담겨 있어요. 나와 다른 성별을 가진 존재가 불편할 수 있음을 이해하고, 최소한의 배려를 하는 것이죠. 엄마가 목욕탕이나 찜질방에 가셨는데 어떤 이상한 아저씨가 남탕으로 착각해서 여탕으로 들어오면 엄마 기분이 아주 나쁘겠죠.

쉽게 정리하자면, 3~4세 아이들이 다 벗고 집 안을 뛰어다니다가 똥을 부부북~! 싸더라도 우리는 '아이니까 뭐 그럴 수 있지'라고 생각할 수 있어요. 그런데 30세 남자 선생님이 같은 행동을 해봐요. 어때요? 여러분은 딱 그 중간 지점이에요. 스스로 결정해 보세요. 유아적 존재로 살래요? 아니면 상대를 배려해 주는 수준 높은 성적인 존재가 되어볼래요?

집에서 엄마에게 샤워가운이나 큰 수건을 사달라고 합시다. 샤워하고 나면 그걸로 가리고 나온 후 방에서 옷을 갈아입는 거예요. 그러면서 한 마디 던지세요. "엄마를 '사랑하지 않아서'가 아니라 엄마를 여성으로서 존중하려고 제가 조심하는 거예요." 엄마 반응이 어떠하더라도 본인은 그 순간부터 한 단계 성장하는 거고, 젠틀함을 갖추게 되는 거예요.

아! 잊고 있었던 문제가 있네요. 우리 아빠들은 이런 거 잘 모르셨을 수 있어요. 예전에는 자기 공간에 대한 분리나 그에 대한 배려가 쉽지 않은 시대였거든요. 하지만 지금은 상황이 다르죠. '아빠도 벗고 나오는데 왜 나는 안 돼? 나도 벗을래!'가 아니라 아빠도 입는 게 맞습니다.

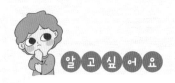
엄마가 다 벗고 다니는데요?

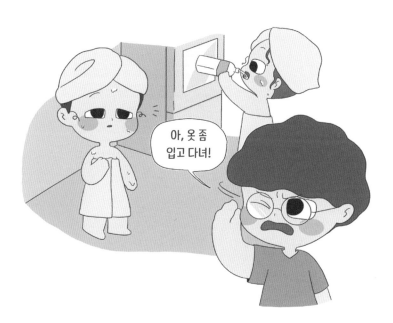

"저는 샤워하고 나서 가리고 나오는데, 엄마가 벗고 나오세요.
누나도 벗고 나오고요. 가족끼리는 오히려 자연스러운 게 좋다고 하세요.
저는 불편하거든요. 찜질방 가면 남탕, 여탕 따로 들어가는데
왜 집에서는 그냥 다니냐고요. 불편한 제가 문젠가요?"

전혀 문제가 아니에요.

오히려 그런 생각이 지금 시대에 맞는 거랍니다.

예전과는 가치관이 많이 바뀌었지요.

　과거의 성교육에서는 실제로 그런 말을 많이 했었어요. 가족끼리 자연스럽게 보여주고 표현하면서 여성과 남성의 신체의 차이를 알아가도록 하는 게 좋다고요. 과장되거나 자극적인 성이 아닌, 자연스럽고 일상적인 성을 관계 속에서 올바르게 배울 수 있다고 말이에요. 이와 같은 교육 방식은 과거엔 맞았지만, 지금 시대엔 맞지 않아요.

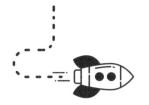

과거에는 미디어가 지금처럼 많지 않았고 이용하기도 쉽지 않았어요. 과거의 미디어라고 하면 거의 텔레비전이 유일했지요. 당시에는 방송을 감시하는 방송통신위원회가 있었고(현재도 존재하지만 모니터링 기준이 시대와 문화에 따라 달라짐), 콘텐츠 검열의 기준이 엄격했어요. 지금보다 보수적인 분위기가 강해서 성적 표현을 굉장히 억압하는 경향도 있었죠. 성에 대한 말을 꺼내는 것조차 조심스러웠다고 해야 할까요? 그러다 보니 음지에서 몰래 성을 추구하는 경향을 보였고, 왜곡된 정보나 자극적인 내용이 사실인 것처럼 여겨졌어요. 그리고 그게 기준이 되는 성문화가 생겨버렸죠. 그래서 가족끼리라도 상식적인 선에서 성에 대한 이야기를 편하게 나눌 수 있다면 성문화가 조금 더 건강해질 수 있다고 생각한 거예요.

하지만 지금은 달라요. 미디어가 매우 많아졌어요. 미디어 콘텐츠는 풍부하다 못해 차고 넘칠 지경이며, 성에 대한 문화도 전보다 개방적으로 바뀌었죠. 지금도 계속 변화하고 있고요. 물론 이런 변화와 성에 개방적인 문화는 좋아요. 하지만 우리가 주의해야 하는 건 있어요. 새로운 변화에는 항상 새로운 위험이 따른다는 점이에요. 변화에 잘 적응하려면 위험한 상황이 닥쳤을 때 현명하게 대처하는 것도 중요하지만, 미리 예방을 잘하는 것도 정말 중요해요.

그럼 미디어의 형태와 성 문화가 변화하면서 새롭게 등장한 문제와 위험들은 무엇일까요? 우리는 어떻게 위험으로부터 자신을 보호할 수 있을까요?

　야한 광고나 성착취물을 보면 한동안 머릿속에서 그 장면들이 떠나지 않아서 괴롭죠? 특히 그런 장면에 엄마나 여자 형제의 얼굴이 덧입혀질 수도 있는데 그러면 더 괴롭고 자책이 심해질 거예요. 우리는 자극이나 상황으로부터 완전히 자유로울 수 없어요. 무서운 영화를 보고 나서 집에 오는 길에 주차장이나 골목길 구석 같은 어두운 곳을 보면 괜히 더 무섭죠?
　한 가지 예를 더 들어볼게요. 에펠탑이나 롯데타워 알죠? 한 번쯤 가보고 싶다고 생각했을 거예요. 그런데 프랑스의 에펠탑이 처음부터 명소라 불리며 사랑받았을까요? 처음에 에펠탑은 아름다운 파리의 미관을 해친다며 흉물로

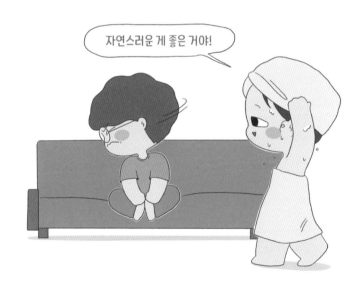

자연스러운 게 좋은 거야!

비난받았고, 롯데타워는 군사적으로 문제가 될 수 있다는 지적과 흐린 날의 지옥을 연상시킨다는 불평을 듣기도 했어요. 하지만 곧 익숙해지면서 부정적인 생각은 점점 사라지게 됐죠. 지금은 많은 사람이 한 번쯤 가보고 싶은 명소로 꼽아요.

이처럼 수많은 미디어 속에서 우리는 더 강렬한 자극을 받고 있어요. 처음엔 낯설고 받아들이기 힘들던 것들이 계속 접하다 보면 익숙해지고, 심지어는 좋은 것으로 인식되기도 해요. 기준과 목적 없이 이런 자극들에 계속 노출되면 옳고 그름의 판단이 흐려지고 이성적인 사고가 힘들어질 수 있어요. 그 대표적인 예시로 초등학생이 엄마가 샤워하고 나오는 모습을 유튜브로 생중계한 이른바 '엄마 직캠' 사건이 있었죠. 위기의식이 없어서 무심코 한 행동이지만 그에 대한 대가는 컸죠. 참 안타까워요.

'엄마 직캠 사건'처럼 다소 비상식적인 사건이 발생할 가능성은 적어요. 하지만 본인이 그런 상황에 놓이지 않을 거란 확신도 없죠. 엄마가 벗고 나오고 누나가 벗고 나와도 '그냥 엄마인데 뭐 어때?' 하거나 창피해서 애써 피해왔더라도요. 그렇게 99번 잘 피하다가 단 한 번, 눈앞에 여성의 가슴이 있고 '나랑 다르니까 신기하네' 혹은 '게임 속 여성 캐릭터의 몸이 이렇게 생겼던데, 한 번 손으로 만져볼까?' 하는 생각이 들어서 행동으로 옮긴다면… 그 순간 엄마의 반응이 어떨까요? 그때 나는 어떤 사람이 되는 걸까요? 그 비상식적인 사건의 행위자 내지는 가해자가 되어 버리는 것이죠.

엄마한테 옷을 입어달라고 부탁합시다. 여자 형제가 있다면 말합시다. 내가 엄마의 몸을 보는 게 편하지 않으니까 옷을 입어달라고요. 사랑이나 감정의 문제가 아니라 미디어에서 노출되는 자극들 때문에 그렇다고요.

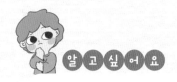

영화를 보는데 엄마가 채널을 돌려요!

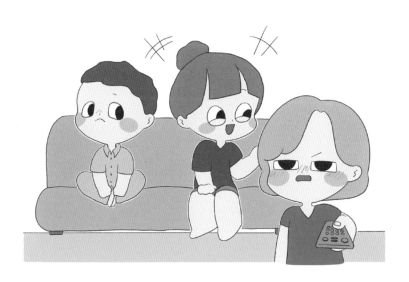

"영화를 보던 일요일 낮이었어요. 주인공들이 갑자기 뽀뽀를 하는데
엄마가 바로 채널을 돌렸어요. 누나는 저랑 엄마를 같이 놀려요.
학교 성교육 때도 이런 분위기였던 것 같아요.
다음엔 놀림 당하지 않게 눈을 가리고 피해야겠어요.
그래야 제가 이상한 사람이 안 될 것 같아요."

영화 내용보다 본인 집 거실이
더 극적이고 스펙터클한데요?
누나가 조금 짓궂은 모습을 보였네요.

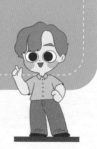

엄마는 많이 당황하신 것 같고요. 누구나 그렇게 생각하고 반응할
수 있어요. 입술을 먹는 듯한 뽀뽀 장면은 처음엔 어색하고 다소 부끄
럽죠. 사람마다 받아들일 수 있는 정도가 달라요. '그냥 그런가 보다'
하는 정도의 반응만 보이는 친구도 있고, 아예 꼴 보기 싫어하는 친구
도 있어요. 다 괜찮아요.

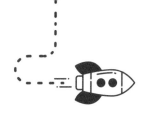

　이런 상황은 누구에게나 올 수 있잖아요? 처음부터 그런 장면 있는 걸 알고 보는 것도 아니고, 보다 보니 나오는 거잖아요. 이런 상황에서는 다들 비슷해요. 자, 여기서 여러분이 어떻게 반응하는지가 중요합니다. 일단 어색할 수는 있죠. 계속 보기 힘들다면 채널을 바로 돌려도 됩니다. 적응할 수 없는 상태에서 너무 강한 자극이 들어오면 피하는 게 좋아요. 목욕탕에서 온탕 정도의 물에는 쉽게 들어가지만, 펄펄 끓는 것 같은 열탕은 도전하기 힘들 듯이 힘들면 피하면 돼요. 그 자극이 힘든 게 본인 잘못은 아니에요. 그냥 안 맞는 거죠. 모든 사람이 열탕이나 사우나에서 1시간씩 있어야 하는 건 아니잖아요.

　보기 힘든 장면들이 영화나 게임 광고, 유튜브 광고 혹은 친구가 보던 스마트폰 화면 등에서 불쑥 튀어나올 수 있어요. 보기 힘들면 바로 화면을 끄고 엄마나 아빠한테 말하세요. 보기 힘든 장면이 눈앞에 떴다고요. 내가 의도한 게 아니었고, 힘들다고요. 부모님은 말씀해 주실 거예요. 너의 잘못이 아니라 그렇게 영상을 만들고 올린 사람들 잘못이라고요.

　만약 비슷한 장면을 봐도 '그냥 그런가 보다'라는 생각이 든다면 그 장면이 다 지나가고 나서 이야기를 나누는 게 좋아요. "실제로 저렇게 하나? 어색하고 부자연스러운데 왜들 저래?" 정도의 시큰둥한 톤으로 엄마, 아빠한테 물어도 돼요. 엄마, 아빠가 "저럴 수도 있는데 다 실제는 아니야."라며 별것 아닌 듯이 받아주실 거예요. 그냥 시큰둥하게 "그렇구나. 과장한 거구나. 그러니까 영화지." 하고 넘어가면 됩니다.

여기서 핵심은 '시큰둥한 태도'에요. 너무 들뜨지도, 과장하지 않는 태도요. 움츠러들 필요도 없고요. 지나가는 새가 똥을 쌌는데 '아이고, 똥이 참 하얗고 커서 놀랐네.' 정도의 감성이랄까요.

성적인 장면이나 자극적인 장면이 뜨면 반드시 소리 지르고 놀라며 격하게 거부감을 표현할 필요는 없어요. 산책길에 강아지가 똥을 싼다고 해서 세상 심각하게 소리 지르면서 뛰어다니거나 반응하지 않잖아요? 차분히 기다렸다가 깨끗하게 뒤처리해 주면 돼요. 그냥 별거 아니에요.

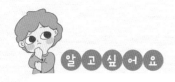

"앙개꿀띠"와 "갑분싸"가 왜 안 돼요?

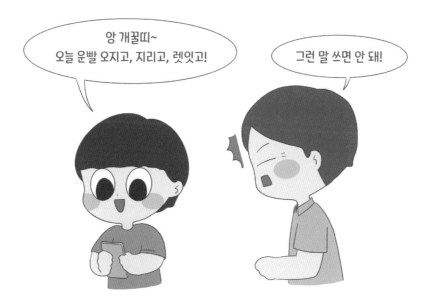

앙 개꿀띠~
오늘 운빨 오지고, 지리고, 렛잇고!

그런 말 쓰면 안 돼!

"오늘 유튜브 보다가 삼촌한테 혼났어요. 제가 쓰는 말들이 위험하대요.
저는 별말 안 했거든요. 유튜버가 하는 말을 따라했을 뿐이에요.
평소에도 자주 쓰는 말이에요. 다른 친구들도 많이 쓰는데…
'지렸다', '오졌다', '앙개꿀띠~' 이런 말이요.
우리가 쓰는 이런 말이 다 잘못된 건가요?"

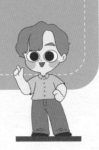

그동안 무심코 쓰던 말들을
주변 어른들이 쓰지 말라고 한다면
여러분은 어떻게 할래요?

(A) 하던 대로 계속 아무 데서나 사용한다.
(B) 상황과 대상을 판단해서 사용한다.
(C) 점차 줄이다가 안 쓴다.

황당했겠어요. 억울하기도 하고요. 친구들이 많이 사용하는 "지렸다", "오졌다", "폭망", "극혐", "응~아니야", "~각이다", "컹스", "갑분싸", "와꾸" 등은 또래 친구들끼리 있을 때 꼭 사용해야만 할 것 같은 분위기가 있잖아요.

자연스러운 일상 언어들이죠. 솔직히 삼촌도 비슷한 말들을 사용할 거예요. "대박이다!", "미쳤다" 이런 말들은 어른들도 일상에서 자연스레 사용하거든요. 저도 아예 쓰지 말라고 하고 싶지는 않아요.

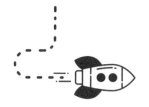

　다만 '(B) 상황과 대상을 판단해서 사용한다'를 실천하면서 궁극적으로는 '(C) 점차 줄이다가 안 쓴다'로 방향을 잡아나가면 좋겠어요.

　일단 언급한 내용 중에 문제가 되는 것은 이래요. "지렸다", "오졌다", "폭망", "극혐", "응~아니야", "~각이다", "컹스", "와꾸"와 같은 말들은 사투리에서 어원을 찾아볼 수 있거나 유튜버들 사이에서 만들어진 언어들이라 할 수 있어요. 상대방 의견에 동의를 뜻하거나 감탄의 의미로 사용이 되기도 하지만, 대상과 상황에 따라서 성희롱, 성추행, 모바일 성폭력이 될 수 있어요.

　'성희롱'이란 '성에 관계된 말과 행동으로 상대방에게 불쾌감, 굴욕감 등을 주거나 고용상에서 불이익을 주는 등의 피해를 주는 행위'라고 규정하고 있는데요. 쉽게 말하자면, '머리끝부터 발끝까지 모든 신체에 대한 표현과 행동 중 상대한테 불쾌감을 줄 수 있는 것'들을 뜻해요.

　친구들끼리 게임 결과를 두고 "와! 이 캐릭터 기술 지렸다!"라고 한다면 문제가 될 가능성은 적어요. 그런데 친구에게 "와! 너 머리 색깔 똥색 같아. 지리네!"라고 한다면 성희롱이 될 수 있는 거죠. 즉, 상대방이 함께 있는 상황에서 상대의 신체 등에 대해서 표현하는 것은 항상 조심할 필요가 있습니다. 또한 온라인상에서 사용하거나, 제 3자가 있는 공간에서 사용하거나, 댓글이나 단체 메신저에서 사용하거나, 이성에게 사용하는 상황들은 위험합니다. 물론 동성 간에도 위험한 건 마찬가지예요.

더 나아가 아예 쓰지 않았으면 하는 단어도 있어요. '앙~'이 붙는 표현들과 '갑분싸' 등입니다. '앙기모띠'의 등장 이후 점차 '앙개꿀띠', '앙배불띠' 등의 말로 변모했죠. 통상적으로 '기분이 좋다'는 의미에서 사용하고 해석해요. '갑분싸'도 갑자기 분위기 싸해진다는 의미로 사용하고 있죠. 다만, 일부 사람들에게 오해를 살 수 있기 때문에 자제하는 게 좋습니다.

'앙~'과 관련된 표현은 성착취물에서 많이 표현되는 신음을 연상시켜서 불쾌하다고 하는 경우가 많아요. 사실 '앙기모띠'라는 말은 일본어에서 온 말이에요. 일본어 '기모치'는 '기분'을 뜻하는 단어인데 '좋다'는 뜻의 일본어 '이이-'가 붙어서 '기분이 좋다'는 뜻으로 사용되며, '기모치이~'라고 발음이 돼요. 그런데 특정 유튜버가 리액션하는 과정에서 '앙' 소리를 내며 해당 단어를 성착취물 속 억양과 비슷하게 표현했어요. 그게 유행이 된 거죠.

우리가 단순히 '기분이 좋다'는 말을 쓰더라도 듣는 이가 수치스럽다면 문제가 될 수 있어요. '갑분싸'도 원래는 '갑자기 분위기 싸해진다'는 의미지만, 일부에서는 '갑자기 분위기 싸버린다' 혹은 '갑자기 분위기 사정한다' 등으로 해석하거나 사용하는 사람들이 있어요. 조심하는 게 좋아요.

물론 억울할 수 있어요. 본인은 그런 의도가 아니었으니까요. 하지만 우리가 살아가는 사회라는 공간에는 구성원들 간에 약속된 언어가 있어요. 이 약속된 언어를 바탕으로 타인과 소통하기 때문에 상대방이 내 말을 어떻게 받아들일 수 있는지 깊이 생각하는 것이 맞아요.

내가 하는 말의 의미를 잘 생각하고 사용합시다. 그게 모두가 지켜야 하는 최소한의 예의예요.

"본인이 하는 말과 행동은 본인을 완성시킨다."

당연한 말이지만, 공부를 잘하는지 못하는지, 키가 큰지 작은지 등 판단하는 기준이 많을 수 있어요. 하지만 아무리 다른 장점으로 덮으려 해도 타인에게 상처를 주는 말과 행동을 습관처럼 하는 사람은 그저 '남에게 상처 주는 사람'일 뿐이라는 점, 잊지 마세요!

관계 법령

성폭력처벌법 제13조(통신매체를 이용한 음란행위)

자기 또는 다른 사람의 성적 욕망을 유발하거나 만족시킬 목적으로 전화, 우편, 컴퓨터, 그 밖의 통신매체를 통하여 성적 수치심이나 혐오감을 일으키는 말, 음향, 글, 그림, 영상 또는 물건을 상대방에게 도달하게 한 사람은 2년 이하의 징역 또는 500만 원 이하의 벌금에 처한다.

형법 상 모욕죄 제311조(모욕)

공연히 사람을 모욕한 자는 1년 이하의 징역이나 금고 또는 200만 원 이하의 벌금에 처한다.

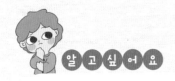
왜 단체 채팅이나 SNS를 못하게 하죠?

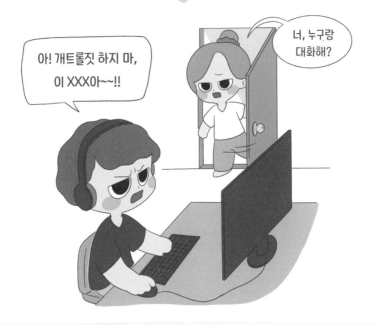

"제가 요즘 게임을 하면서 디스코드라는 프로그램을 썼어요.
게임을 하다 보니 격한 말도 오갔던 것 같아요.
엄마가 제 목소리를 듣더니 놀라서 누구랑 대화하냐고, 친하냐고,
막 다그치듯 물어봐요. 그래서 설명해 드렸어요.
엄마가 그런 데서 채팅하거나 대화하지 말래요. 위험하다고요.
엄마랑 아빠도 거실에서 톡하고 계셨는데, 왜 저만 안 돼요?
엄마, 아빠도 단톡방 쓰고 하지 않나요?"

누구의 편을 들고 싶은 마음은 없어요.
부모님과 본인 중 한쪽이 틀리고,
한쪽이 맞다고 생각하지 않아요.

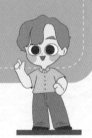

　세대가 달라서 경험하는 게 다르다 보니 이런 갈등이 생기지 않나 싶어요. 사실 Z세대라고 불리는 우리 친구는 미디어가 친숙하고 당연하죠? 온라인으로 타인과 소통하는 것도 익숙하고요. 부모님이 카카오톡을 사용하시는 것처럼 우리는 우리 목적에 맞게 디스코드 같은 음성 채팅 프로그램을 사용할 뿐이죠. 때에 따라서는 욕설이 오가기도 하지만, 대부분의 시간은 게임을 위한 대화를 합니다.

　어른들도 카카오톡이나 라인 같은 메신저 앱에서 얼마든지 욕설을 할 수 있으니까 본인만 잘못했고 통제받아야 하는 건 아니라고 생각해요. 형평성 문제에 있어서는요.

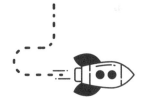

　그런데요. 아빠, 엄마의 세대는 여러분과 달라요. 부모님의 세대를 X 세대 혹은 Y 세대라고 부르기도 하는데요. 이때의 모든 콘텐츠는 활자부터 시작했어요. 종이로 된 신문을 읽었고, 알림장을 연필로 써서 숙제나 준비물을 챙겼어요. 그러다가 삐삐나 폴더폰이 등장했어요. 처음엔 의심했어요. 이걸 사용해도 되는지, 혹은 어떻게 사용해야 하는지 여러모로 살펴보고 위험하지는 않나 고민했어요. 없던 게 새로 나오니까 당연히 경계했죠. 그러다가 스마트폰이 나오고 SNS가 나타났어요. 또 의심했어요. 지금까지도 2G 폴더폰으로 버티신 분들도 정말 많아요. 점차 좋은 기능들을 습득하고 있지만, 위험성에 대해서는 여전히 걱정스러운 시각을 가지고 있기도 합니다. 새로운 것에 대한 습득 과정에서의 경계심이 지금의 세대보다 훨씬 큰 거예요. 그러면서 위험한 면이 있고, 조심히 사용해야 한다고 생각하게 된 것이죠.

　요즘의 청소년들에게는 이런 상황이 처음부터 주어졌죠. 지금의 세대를 '디지털 원주민' 혹은 '모모 세대'라고 부르기도 해요. 모모 세대의 사람들은 스마트 기기의 기능이나 위험성 등에 대해서 딱히 의심하지 않아요. 왜냐하면 너무나 기본이고 당연하니까요. 오히려 빨리 시도해 보고 본인에게 맞는지 확인해 보려는 성향이 크죠. 이렇게 성향이 다르기 때문에 여러분이 앞의 세대보다 스마트 기기와 기술을 능숙하게 이용하고 있을 거예요.

그런데 한 가지 궁금한 게 있어요. 과연 본인만 능숙할까요? 같은 세대의 다른 사람들도 크게 어려워하지 않을 것 같은데요. 그들 중 일부가 본인을 향해 안 좋은 의도로 그 기술을 이용한다면 위험하지 않을까요? 본인과 같은 세대의 사람 모두가 이런 위험에 부딪혔을 때 잘 이겨낼 수 있다는 보장이 있나요? 아마도 해당 서비스를 만든 사람들이 본인보다 기기와 기술을 잘 사용하겠죠? 그들이 나의 사용 성향이나 행동을 유도하고 있지 않을까요?

여기서 저는 '미디어 기기 사용에 대해서 아무런 의심을 하지 않아도 될까?' 하는 질문을 던지고 싶어요. 애플사의 아이폰 광고를 보면 사용자의 개인 정보 보호 및 보안을 가장 중요한 가치로 어필하죠. 실제로 미국 내 재판 사례 중 수사 과정에서 아이폰으로 주고받은 메시지와 정보를 확인하지 못해서 직접적인 증거를 발견하지 못한 경우도 많았어요. 그런데 이렇게 애플에서 개인 정보 보호와 보안에 자신이 있다고 광고한다는 건 반대로 애플만큼 보안 기술을 가지지 못했거나, 개인 정보 보호를 비중 있게 신경 쓰지 않는 회사들이 있다는 뜻 아닐까요? 더 나아가 이용자들의 정보를 수집하는 회사들이 있을 수도 있겠죠.

미국의 한 교수가 페이스북을 통해 총 8,700만 명의 정치 성향 정보를 수집했고, 이를 데이터 회사에 넘긴 사건이 발생했어요. 해당 사태로 인해 미국 연방거래위원회(FTC)는 2019년 7월 페이스북에 50억 달러(약 5조 9천억 원)의 벌금을 부과[•]했죠. 이 사건 외에도 2019년 12월 약 2억 6,700만 명의 개인 정보

● 출처 : 미국 FTC, '사생활 침해' 페이스북에 벌금 50억 달러 부과 [매일경제]

가 유출되어 크게 문제가 된 적도 있어요. 최근에는 검색 브라우저 크롬 이용자 중 음성 마이크에 접근을 허용한 이용자의 일상 대화를 구글에서 녹음한 뒤 해당 정보와 검색 기록을 바탕으로 사용자에 맞춤 광고를 진행하는 것이 아니냐는 의혹도 있었어요.

기업들이 이런 상황들에 대한 해결책을 내놓길 바라기 전에 스스로 미디어와 SNS를 잘 경계하면서 사용하고 있는지 돌아볼 필요가 있어요. 우리는 횡단보도를 건널 때는 신호등과 양옆을 잘 살펴보고 경계하면서, 장시간 가까이에 두는 스마트폰과 앱에 대해서는 너무 쉽게 관용을 베푸는 것 같습니다. 회원 가입을 할 때 개인 정보 보호와 수집에 관련된 약관 내용을 얼마나 적극적으로 검토했나요? 크게 신경 쓰지 않고 동의했던 과거의 나 자신이 있죠.

페이스북은 계정을 만드는 단계에서 이용 약관 동의 페이지를 따로 띄우지 않아요. 이용 약관은 총 3가지의 정책으로 이루어져 있어요. 데이터 정책, 쿠키* 정책, 서비스 약관 등이에요. 데이터 정책에 따르면 페이스북을 사용하면서 일어나는 모든 일은 기록, 수집되며(어떤 사진을 오래 보는지, 누구와 자주 소통하는지 등 거의 모든 행동) 모델명부터 네트워크 정보, 심지어 배터리 잔량까지 기기에 대한 정보도 수집됩니다.

쿠키 정책을 보면 페이스북을 한 번이라도 쓴 기기라면 계정 보유 여부, 로그인 여부와 관계없이 실시간으로 해당 기기의 쿠키를 수집한다는 항목이 있

● 쿠키 : 하이퍼 텍스트의 기록서(HTTP)의 일종으로 인터넷 사용자가 어떠한 웹사이트를 방문할 경우 그 사이트가 사용하고 있는 서버를 통해 인터넷 사용자의 컴퓨터에 설치되는 작은 기록 정보 파일을 일컫는다. HTTP 쿠키, 웹쿠키, 브라우저 쿠키라고도 한다. 이 기록 파일에 담긴 정보는 인터넷 사용자가 같은 웹사이트를 방문할 때마다 읽히고 수시로 새로운 정보로 바뀐다. [위키백과]

어요. 제3자(페이스북, 페이스북 계열사, 페이스북 제품을 쓰는 회사 등)에도 쿠키 사용 기록은 공유되고 이를 어디에 사용하는지는 해당 회사 약관을 확인하라는 무책임한 항목도 있습니다. 쿠키를 수집하는 이유는 단 하나로 직결돼요. '연관성 있는 콘텐츠와 광고를 보여주기 위해.' 이는 페이스북 사용 시간을 늘리고, 수익을 올리기 위한 목적이 다분하다고 볼 수 있습니다.

틱톡의 개인 정보 수집 및 처리에 관한 이용 약관에 따르면 틱톡을 사용하며 업로드한 사진과 비디오, 댓글부터 참여한 설문, 챌린지, 시청한 사진과 비디오, 팔로잉하는 이용자까지 이용 중에 발생하는 모든 정보를 수집합니다.

수집한 정보는 이용자에게 맞춤형 비디오나 광고를 보여주기 위해 사용된다고 해요. 또 틱톡을 사용하지 않아도 이 앱이 깔려 있으면 앱 외부의 개인

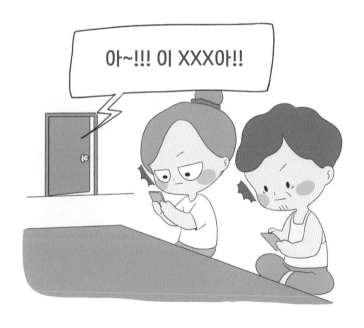

정보도 일부 수집된다고 해요. 성별을 포함해 연락처, 위치 정보, 앱을 통해 보낸 사적인 메시지, 다른 SNS와의 연결도 포함된다고 하니 어떻게 이용할지 가늠하기 어려워요.

이 서비스들을 관통하는 핵심 기술 '클라우드'와 우리나라 법에 관해서 이야기해 줄게요. 먼저 클라우드 시스템은 '구름'을 뜻하는 영어 'Cloud'에서 따왔어요. 컴퓨터에 파일을 저장할 때 컴퓨터 내부 공간이 아닌 클라우드 기업에서 구축한 거대한 서버에 저장하는 거예요. 즉 언제, 어디서나 머리 위에 떠 있는 구름에서 자료를 꺼내듯이 필요한 자료를 불러오고 저장할 수 있는 기술입니다. 스마트폰과 PC에 모두 카카오톡 로그인을 해놓으면 스마트폰에서 보냈던 카카오톡 대화 내용을 PC 카카오톡에서 확인할 수 있는 것도 클라우드 기술 덕분이에요.

클라우드 시스템을 기반으로 정보들을 저장해 두었기 때문에 다양한 기기로 언제든지 확인할 수 있죠. 한 마디로 대기업이 이용하는 클라우드 안에 우리의 앱 사용 정보와 대화 내용이 낱낱이 기록되고 있다는 거예요. 소셜네트워크 서비스를 운영하는 회사들은 자체 클라우드에 이용자 정보를 전부 백업하는 것으로 알려져 있어요. 실시간으로 찍는 사진까지 모두 자동으로 백업할 수 있다고 해요.

최근 대한민국 방송통신위원회는 'N번방 방지법'으로 불리는 『전기통신사업법 및 정보통신망법 시행령 개정안』의 재입법을 예고했는데요. 디지털 성범

죄물 유통 방지를 위해 신고·삭제 등의 조치를 해야 하는 대상을 ① 사회관계망서비스, ② 온라인 커뮤니티, ③ 대화방, ④ 그 밖에 유사한 사이버 공간을 제공하는 서비스, ⑤ 1인이나 복수의 사람이 출연한 음성·영상을 실시간으로 송신하는 서비스, ⑥ 이용자가 특정 정보를 검색했을 때 이를 제공하는 서비스도 포함한다고 했어요. ② 대화방의 경우, 자칫 카카오톡 등 '인터넷 사업자가 이용자의 사생활을 침해한다는 논란이 발생할 수 있다. 일대일 대화나 문자 메시지 등 일반 사람들이 접속할 수 없는 사적 대화는 법 적용 대상에 포함되지 않는다.'라고 하는데요. 법 적용의 문제가 아니더라도 기업과 국가에서 내 개인 정보와 대화 내용 등을 열람하고 통제할 수 있다는 점에서 주의할 필요가 있다고 봅니다.

이렇게 살펴보니 내 개인 정보가 생각보다 많은 곳에 공개되어 있죠? 그렇기 때문에 충분히 주의하지 않으면 언제든지 문제는 발생할 수 있어요. 내가 무심코 내뱉은 말이 나에게 큰 위험으로 돌아올 수 있는 거죠. 그러니 우리 친구가 채팅을 통해 거친 말을 내뱉는 걸 부모님이 보신다면 부모님은 우리를 보호하기 위해 당연히 제지하실 거예요.

그렇다고 아예 안 할 수는 없고… 어떻게 하면 좋을까요? 맞아요. 여러분이 먼저 조심하는 태도를 보여 주면 돼요. 뭘 조심하냐고요?

메신저 등을 통해 욕설이나 비방과 모욕, 성적인 내용을 언급하지 않으면 돼요. 그리고 여러 명이 있는 공간(온라인, 오프라인 모두)에서도 그런 말이나 불쾌감을 주는 사진과 영상을 공유하면 절대 동조하지 마세요. 'ㅋㅋㅋㅋ'라고 리액션만 해도 '적극 가담자'로 간주될 수 있어요. 가급적 그 방에서 불편함을 표현하고 화면을 캡처해 둔 뒤 나오는 것이 좋습니다. 나중에 방관자 혹은 참여자로 문제가 되지 않도록 말이에요. 이런 것들을 조심하면 내게 악의적으로 다가오는 사람들을 피해갈 수 있어요.

이제 알았다면 부모님과 진지하게 대화해 보세요. "엄마, 아빠가 걱정하시는 게 뭔지 잘 알아요. 하지만 학교생활과 친구 관계를 위해서 이용하지 않을 수는 없어요. 제가 항상 말과 행동에 조심할게요."라고 말씀드려 보면 어떨까요? 부모님은 아마 충분히 이해해 주실 거예요.